精神科医 が教える

幸せの授業

お金・仕事・人間関係・健康
すべてうまくいく！

樺沢紫苑

精神科医

飛鳥新社

プロローグ

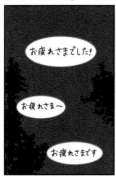

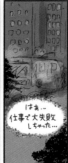

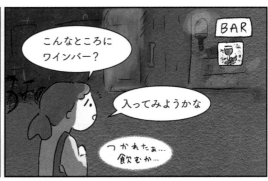

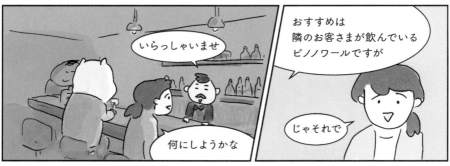

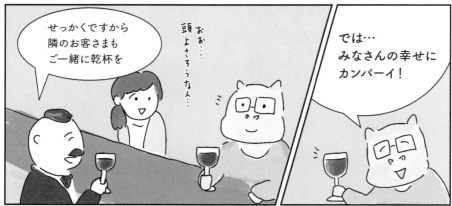

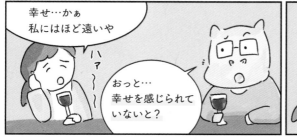

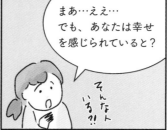

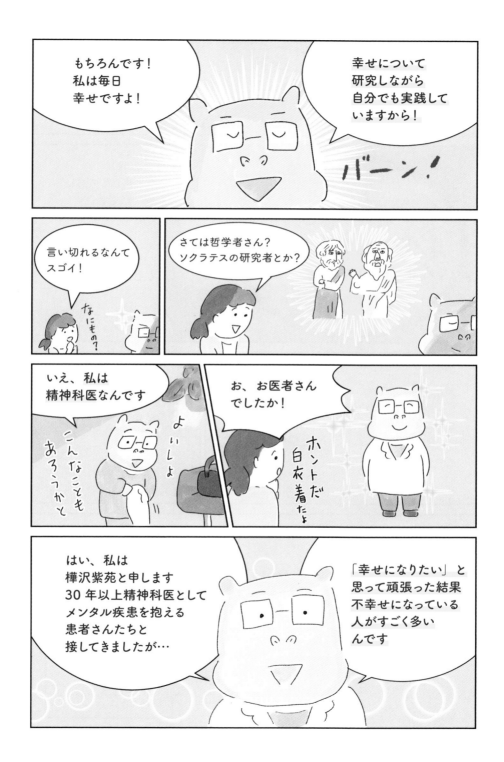

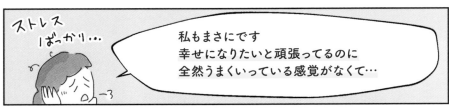

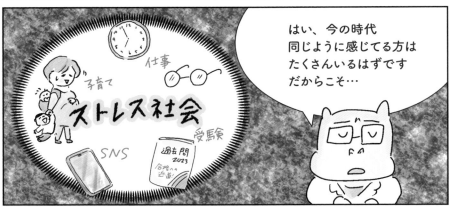

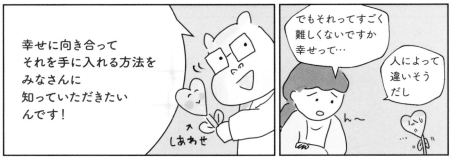

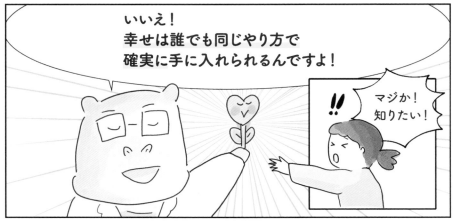

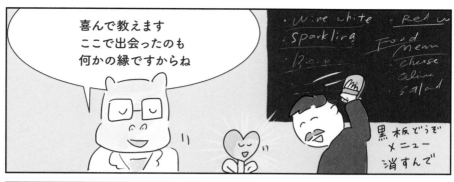

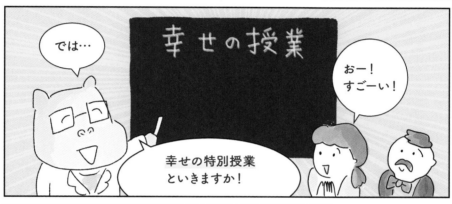

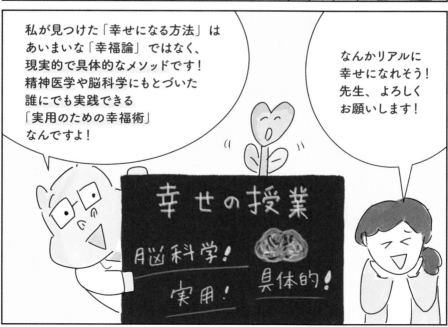

CONTENTS

4 時限目

ワクワクしながら生きる
~「もっと！」に溺れずにドーパミン的幸福を手に入れる~

5 時限目

幸せと「お金」「時間」の関係について考えてみた

登場人物紹介

幸せについて教える人

樺沢紫苑

精神科医。「情報発信によるメンタル疾患の予防」をビジョンに、YouTube、SNS、メルマガなど、毎日大量のアウトプットを続けているスゴイ人。著書は46冊。運動、読書、映画鑑賞、食べ歩きなどを趣味として、人生を楽しんで生きている。

幸せについて教わる人

ゆかり

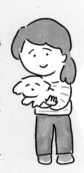

都内で働く会社員。28歳、一人暮らし。いつも一生懸命に頑張っているのに仕事もプライベートもなんとなくうまくいっておらず、お疲れモード。たまたま入ったワインバーで樺沢先生と知り合い、幸せについて教えてもらうことに。

幸せを運ぶ使者

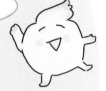

オキシトシン

つながり・愛情を担当。

セロトニン

健康を担当。

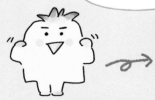 ### ドーパミン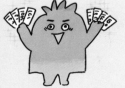

成功・お金を担当。
ただし、暴走すると赤くなる。

1時限目

誰でも
幸せになれる
方法がわかった！

幸せになるのは難しくない

ではさっそく教えてください！　どうすれば幸せになれるんですか？

まあまあ、落ち着いて。幸せになりたいなら、**まず「幸せ」が何なのか、わかる必要がありますね。**

そうですね。でも、何度考えてもわからなくって。樺沢先生、幸せって、何なのですか？　やっぱり自己実現？　そうだ、仕事とプライベート、どっちが大事ですかね？　いや、やっぱりお金？

えーっと、そういう中からどれか1つを選ぶという話になってしまうと、人それぞれ大切なものが違います。

たしかに。酔って友達と語っても、何冊本を読んでも、絶対に答えが出ないやつですね。

そう。「人それぞれの幸福」を基準にすると、「誰でも同じやり方で確実に」も難しくなるでしょう？

ですね……。でも、じゃあ、幸せって一体……？

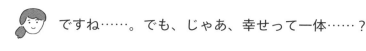 答えを教えましょう。**幸せとはズバリ、脳内で幸福物質が出ている状態のことです。**

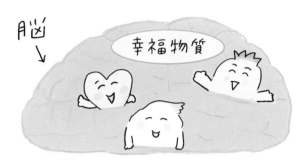

 こ、幸福物質？

 私たちが「幸せ」を感じているときに、脳内ではどんな物質が出ているのか。どうやったらそれを出せるのか。それがわかれば幸せになれると思いませんか？

 た、たしかに。幸せって漠然（ばくぜん）としているイメージだったけど、科学的に考えるとわかりやすいのかも！

「ちょっとした幸せ」を見つめるとわかること

 はい、**科学的に、具体的に、幸せを感じているときの脳の状態**

について考えていきましょう。 まずは、ゆかりさんが幸せを感じるのって、どんなときですか？

そうですね、仕事でいい結果が出たときかな。今日はちょっと失敗しちゃって落ち込んでたんですけど、逆にプレゼンが成功して上司に褒（ほ）められたときなんかはめちゃくちゃテンションが上がって、「頑張ってよかった！」って気分になります。

なるほど、いいですね。努力が報（むく）われるのはすごく幸せなことですね。でも、他にもありませんか？　あまりおおげさに考えなくても、ちょっとした幸せを感じることとか？

そうですね……うーん、何だろう？　あ、実家で猫を飼ってまして。その猫とたわむれているときは、「うふふ、幸せだなー」ってなります。でも、そんなのでもいいんですか？

はい、まさしくそれも当てはまります！　**仕事がうまくいったときの幸せ感と、ペットと過ごしているときの幸せ感って、違いますよね？**

違いますね。仕事のほうは「**よっしゃ！」って心の中でガッツポーズが出る**ような感じ。で、猫のほうは「**癒（い）やされる〜」って感じでほっこりする**というか。

そうですね。実は、**幸福物質には3種類あるんです。** 3種類が、それぞれ違う性質を持っているんです。いまゆかりさんがあげたのは、そのうち2種類です。

３種類もあるんですか！

幸福の正体は３つの脳内物質

 調べてみた結果、私たちが「幸せ」を感じている瞬間、「**ドーパミン**」「**オキシトシン**」「**セロトニン**」などが脳内で出ていることがわかりました。世界的にも、この３つは**３大幸福物質**としてよく知られているんですよ。

 「ドーパミン」とか「セロトニン」とか、聞いたことがあるような、ないような。

 １つずつ説明していきますね。まず「**ドーパミンの幸福**」は、**お金や成功、名誉、達成の幸せ**です。さっきの仕事の話も、ここに分類されます。

 いわゆる「達成感」というのは、ドーパミンの働きってことなんですね。

 その通りです。次に、猫といるときのほっこりした幸せ感の正体は「**オキシトシンの幸福**」。**愛やつながりの幸せ**です。

 なるほど、たしかに、別の種類の幸せって感じがします。じゃあ、もう１つの「セロトニン」は？

 「**セロトニンの幸福**」は、**やすらぎやリラックス**など、心と体

が健康な状態でこそ感じられる幸せです。

 すみません、ちょっとピンとこないかも。リラックスしているだけでも幸せって言えるんですか？

 はい、れっきとした幸せです。たとえば、天気のいい日に散歩をしていて「**ああ、爽やかで気持ちいいなあ**」と感じる。それはセロトニンが出ている状態なんです。

 そっか。忘れていたけど、たしかにそれも幸せ感がありますね。幸せと言ってもいろいろ種類があるんですね。言われてみれば納得です。

 それぞれ脳内で分泌されている幸福物質が違っているというわけです。

 ということは、**その幸福物質が出る状況や決まりみたいなものがわかれば、幸せになれる**ってことですか……？

 その通り！　幸せになる方法を知りたいのなら、それぞれの「幸福物質を出す条件」を知ればいいのです。「誰でも同じやり方で確実に」幸せになれると言ったのは、そういう意味なんですよ。

 わー、私でもできそうです！

3つの幸福物質

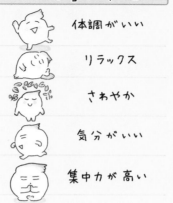

セロトニン的
幸福とは

「健康」の幸福

	体調がいい
	リラックス
	さわやか
	気分がいい
	集中力が高い

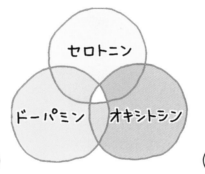

セロトニン

ドーパミン　オキシトシン

ドーパミン的
幸福とは

オキシトシン的
幸福とは

「成功」「お金」の幸福

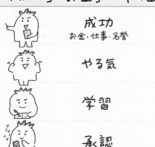

	成功 お金・仕事・名誉
	やる気
	学習
	承認
	快楽物質 趣味・遊び・物欲

「つながり」の幸福

	夫婦・親子関係
	恋人関係
	友人関係
	コミュニケーション
	ペット・ガーデニング

今だからわかる、本当の幸せ

 ちょっと気になったんですけど。幸せっていつの時代も普遍的なものなんですか？ ほら、子どもの『将来なりたい職業ランキング』って時代によって変わるじゃないですか。**同じように、時代によって幸せも変わったりしないんですか？**

 いい質問ですね！ たしかに、時代の転換期や節目には、人間の生き方や働き方が大きく変わることがあります。それにともない、「どんな生き方、働き方が自分にとって幸せなのか」を考え直すきっかけにはなります。

 ですよね。新型コロナウイルス感染症の流行で、働き方もずいぶん変わりましたもんね。前は会社に行くのが当たり前だったけど、「在宅で働くのも悪くない」って思うようになった人、けっこういますよね。

 そうです。幸せに対する価値観は時代によって変わります。しかし、生物学的な意味での「幸福」は共通なんですよ。

 さっき教えてもらった３大幸福物質ですか？「ドーパミン」「セ

ロトニン」「オキシトシン」でしたっけ。

 そうです。その３つは人間が幸せを感じるときに脳内で分泌される代表的な物質ですから、いつの時代も変わりません。**時代によって変わるのは、注目される「幸せ」の種類や内容です。**

 へえ。どんな風に変わってきたんだろう。

幸福物質は変わらないが価値観は時代によって変わる

 幸せについて論じるのに、今ほどちょうどいいタイミングはないかもしれませんね。**ようやく幸せについて考えるときが来た**というか……。

 タイミング？

 この数十年、日本人が経験してきたことを振り返ってみてくだ

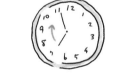

さい。高度経済成長とバブル崩壊を経験し、さらに、2011 年の東日本大震災、そして 2020 年からの新型コロナウイルス感染症の流行。この一連の出来事を経て、多くの人は「幸せとは何か」をようやくリアルな自分ごととして考えるようになったと思うんです。

 バブルの時代って、すごく景気がよかったんですよね？　働きまくって派手に遊びまくる、みたいな。

17

そうですね。昭和の高度経済成長期は、**物質的な豊かさを追い求めていた時代**でした。テレビ・洗濯機・冷蔵庫という家電の「三種の神器（じんぎ）」を手に入れることが幸せとされていたんですよ。

物を手に入れること、お金を稼ぐことが幸せになる方法だったってことか。あ、もしかしてそれって「**ドーパミン的な幸福**」ですか？

その通りです。成功や達成を経験したときに分泌される、ドーパミン的な高揚感をともなう幸福が、追い求められた時代でした。

でも、バブルって崩壊したんですよね？

そう、1990 年の株価の大暴落を契機にバブルは崩壊しました。多くの企業が倒産したり、自己破産が多発する厳しい局面を迎え、「**お金だけでは幸せになれない**」「**お金ばかりを追い求めてもむなしい**」と多くの人は学んだはずです。

ドーパミン的幸福だけでは、幸せになれないんですね。

そうなんです。そして、2011 年の東日本大震災で死者が 2 万人を超える大災害を経験し、**家族や友人、知人、身の周りの人の存在やその人たちとの絆（きずな）やつながりの大切さ**を、改めて思い知りました。

私もよく覚えています。あんなに「絆」の大切さを実感したこ

とはありませんでした。

 「つながり」と聞いて幸福の種類を思い出しませんか？

 あ、もしかして「**オキシトシン的幸福**」ですか？

 そうです。愛とつながりによってもたらされるオキシトシン的幸福は、人が幸せになるために欠かせないものなんです。

 人は１人では生きていけないんですね……。

 そして、コロナ禍。世界的なパンデミックを経験して、改めて人々は**健康の尊さ**を実感しましたね。

 本当に怖かったですよね。未知のウイルスに人類が負けてしまうのかと思いました。健康が脅かされるのって、怖いんですね。あ！　これはもしかして「**セロトニン的幸福**」のことでしょうか？

 ご名答！　心と体が安定しているときに感じられるやすらぎや心地よさはセロトニン的幸福で、これも幸せになるために欠かせないものです。

 時代によって幸せの価値観が変わるとか、注目される幸せの種類や内容が変わるっていうのは、そういうことなんですね。

 ドーパミン的幸福のむなしさを味わったバブル崩壊。つながり

や絆というオキシトシン的幸福の大切さを痛感した東日本大震災。そして健康、つまりセロトニン的幸福の重要性に改めて気づいたコロナ禍。

たしかにコロナをきっかけに、「幸せって何だろう」って、私も考え直していた気がします。

だからこそ、今、このタイミングで、どうすれば幸せになれるかを知ってもらい、より幸せな人が増えてほしいと私は思っています。

コロナ禍で働き方や生き方が変わってきて、人との交流が減ったのを楽に感じる一方で、私、寂しいなと感じるときもあるんです。これって、オキシトシン的幸福を求めているってことですよね。

そうですね。**現代はセロトニン的幸福の大切さが再認識されたと同時に、オキシトシン的幸福を求める時代**になってきていますね。コロナ禍でコミュニケーション不足になって、子どもや若者のコミュニケーション力の低下がこの先の日本にどう影響するか、心配です。

これから取り戻せるといいですね。街にもだいぶ活気が戻ってきて、なんだかほっとしています。

時代の流れと幸せの変化

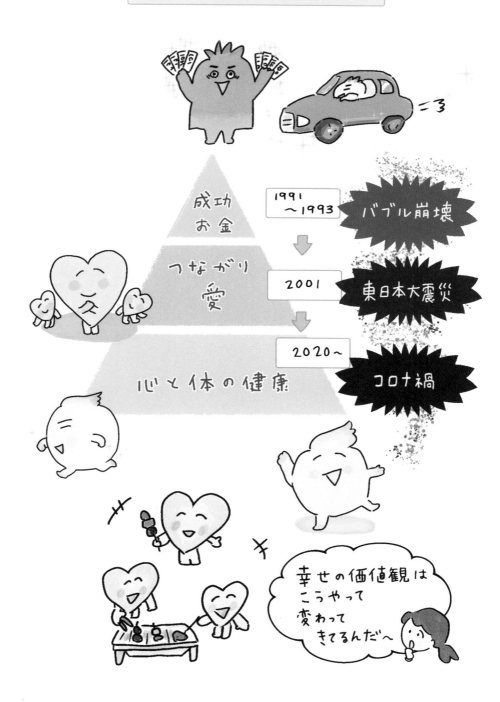

「幸せの三段重」を
いただきます！

ドーパミン的幸福だけでは幸せになれなくて、オキシトシン的幸福、セロトニン的幸福も必要なことがよくわかりました。いつの時代もそれは変わらないことも。で、この３つが全部揃（そろ）えば完璧な幸せが手に入るんですか？

はい、しかし、３つの幸福を全て手に入れている人は非常に少ないと思います。

え、どうしてですか？

３つの幸福を揃えるには、**重要な条件**があるんですよ。

重要な条件？

順番があるんです。優先順位と言ってもいいでしょう。この順番を間違えると、反対に不幸になってしまいます。

逆に不幸になっちゃうなんて怖い！

そういうゆかりさんも、その予備軍かもしれませんよ？　「頑張っているのにうまくいかない」って、言っていましたよね。

 で、でも、**頑張らないと仕事はうまくいかないし、幸せになれないじゃないですか。**

 そこなんです。**そこを勘違いしている人が不幸せになるんです。**

 え〜！　何が間違っているんですか？　正しい順番って？

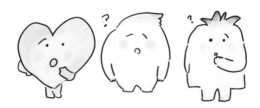

幸福には優先順位がある

 仕事で成功するのはドーパミン的幸福です。しかし、休む、リラックスするというセロトニン的幸福をおろそかにしてドーパミン的幸福ばかり追い求めると、ストレスがたまり疲れてしまう。いつか必ず心や体を壊してしまうんです。仕事だけじゃなく、しっかり休む、のんびりする。遊ぶことも、幸せには必要なのです。

ということは、**ドーパミン的幸福より、セロトニン的幸福のほうが、優先順位は上**？

そうなんです！　仕事を適度に頑張るためにも、心と体の健康という基盤は欠かせませんから。**まじめな人ほど頑張りすぎてしまうので、燃え尽きやすい**。絶対に気をつけてほしいポイントです。

たしかに、健康を損ねたら元も子もないですね。

そしてもう1つ、オキシトシン的幸福も忘れてはいけません。家庭をかえりみずに仕事ばかりして、家族に愛想を尽かされる男性は過去に少なくありませんでした。最近では、熟年離婚というのもありますね。それではいくら仕事で成功しても幸せとは言えないと思いませんか？

うぅ、耳が痛い。私も、残業ばっかりしていて恋人と会う時間がとれず、うまくいかなくなって別れちゃったことがあります……。それで多少仕事がうまくいっても、あまり幸せだとは思えなかった。

つまり、**ドーパミン的幸福よりもオキシトシン的幸福のほうが、優先順位は高い**ということなんです。

なるほどなぁ。じゃあ、セロトニン的幸福とオキシトシン的幸福とはどっちが優先ですか？

想像してみましょう。あなたの仕事が順調に進んでいて、家族やパートナーともうまくいっていて……でも、ある日突然あなたあるいは家族やパートナーが重い病気を宣告されたらどうでしょうか？

 それは……急に不幸のどん底に突き落とされた気分になりそうです。

 そう！　「**つながり**」は大切ですが、まずは「**健康**」。**オキシトシン的幸福よりもセロトニン的幸福のほうが優先順位は高い**わけです。病気になると、人と会う元気もなくなります。学校や会社に行けなくなると、つながりも失われます。セロトニン的幸福を失うと、連鎖的にオキシトシン的幸福も失うのです。

 つまり、全ての幸福は健康あってこそ……！

 その通り。このような３つの幸福のバランスを、私は「**幸せの三段重理論**」と名づけました。健康があって、つながりができる。心と体の安定があって、はじめて仕事も頑張れる。セロトニン的幸福という土台の上に、オキシトシン的幸福、そしてドーパミン的幸福の３つを積み上げて、はじめてバランスのとれた「幸せ」が手に入るのです。

価値観は違っても、幸せの積み上げ方は共通

 ちなみに、この三段重のバランスって、どんな人でも一緒なん

ですか？

 はい、人間の脳や体の仕組みは基本的には同じですから、「**幸せの三段重理論**」は**誰にでも共通**です。

 でも、人によって幸せって違いません？　ほら、「私は○○してるときが幸せ」の「○○」に入るものって、人によって全然違う印象があるんですよね。

 どの幸せに重きを置くかは人によって異なります。ヨガや瞑想をしているとき、つまりセロトニン的幸福に最も価値を感じる人もいるでしょう。「仕事をしているときが一番幸せ」と感じる人もいるでしょう。

 ですよね。仕事が大好きで、いくらでも働きたいタイプの人は、仕事に邁進するのが幸せなんじゃないですか？

 いくら好きなことでも、「やりすぎ」や「のめり込みすぎ」はよくないんです。私の周りにも、睡眠時間を削ってでもいくらでも仕事をしていたいという人がいますが、だいたい、数年後には心か体を壊しています。

 楽しくても働きすぎてはいけないんですね。

 はい。仕事だけではありません。適度な運動は体にいいですが、やりすぎは健康を損ないますし、恋愛ものめり込みすぎると依存症になります。

恋愛体質すぎるのも考えものってことですね。何事もほどほどに。

 逆に、自己成長をまったく求めなければ、それもまた行き詰まってしまいます。セロトニン的幸福やオキシトシン的幸福も、そればっかりではよくないんです。

 そっか。3つの幸福をバランスよく生活に取り入れるのが大事なんですね。

 どの幸せに価値を感じるかは、性格やその人のそれまでの経験によっても変わりますから、人によって3つの幸福のバランスが多少違うことはあるでしょう。とはいえ、この三段重理論のバランスが人間として健全といいましょうか、安全であることは間違いありません。

 ありがたや！　三段重、おいしくいただかなきゃ損ですね！

幸せの三段重理論

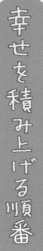

幸せを積み上げる順番

成功
お金 — ドーパミン的幸福
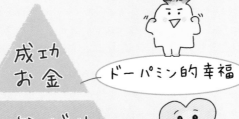

つながり
愛 — オキシトシン的幸福

心と体の健康 — セロトニン的幸福

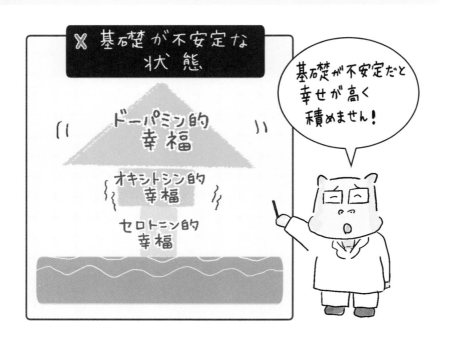

✗ 基礎が不安定な状態

ドーパミン的幸福

オキシトシン的幸福

セロトニン的幸福

基礎が不安定だと幸せが高く積めません！

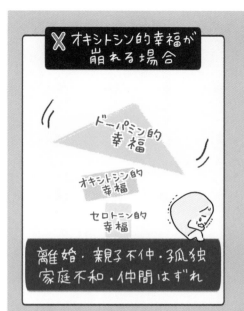

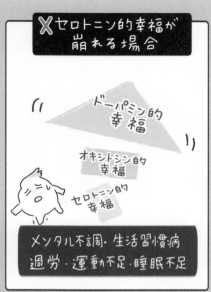

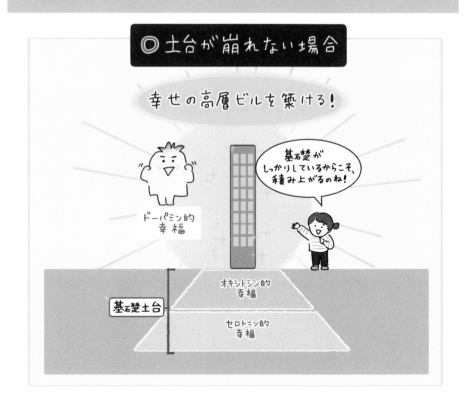

「減る幸福」と「減らない幸福」がある

 先生のお話を聞いていたら、だんだん幸せになれるような気がしてきたぞー！

 おっと、待ってください！　**今、「幸せになる」と言いました？**

 は、はい……それが何か？「幸せになる」って普通に言いますよね。

 たしかに言いますが、それもちょっとした勘違いなんです。実は、**幸せとは「結果」ではなく「状態」**なんですよ。言い換えれば「**過程**」であり「**プロセス**」。

 えー、どういうことですか？

 「幸せとは、脳内で幸福物質が出ている状態」だと話しましたね。幸福物質が分泌されている「状態」が幸せなんですよ。

 あ、なるほど。1回分泌されたらスゴロクみたいに「あがり」ってわけじゃないのか。

そうです。ですから、幸福物質が分泌されるのはどんなときかという条件を理解し、その条件をなるべく多く生活や人生で再現することが必要なわけです。

幸せって、「ゴール」じゃないんですね。

今一瞬の「状態」のことですから、「今」が幸せであることが大事です。

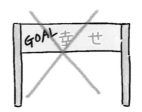

必死になって努力した先に、幸せな未来があるような気がしていました。

幸せは「未来」ではなく「今」感じるもの

<ruby>脅<rt>おど</rt></ruby>かすわけではありませんが……**その幻想に取り<ruby>憑<rt>つ</rt></ruby>かれている限り、ゴールのない階段をいつまでも昇り続けることになります。永遠に幸せにはなれないのです。** もちろん、努力を重ねて結果を手に入れるドーパミン的幸福も人生の喜びではありますが、そればかりだと人は「今」を頑張り続けることはできないんです。

つらいですもんね。私も受験勉強、就活、仕事、結婚って、一体どこまで行けば幸せになれるのやら……なんて考えては、どよーんとしたり。

遠くの大きな成功ばかりを目指すのではなく、**小さな達成**を積み重ねて、その度にドーパミン的幸福を味わい、日々のモチベーションにするのが大事です。幸福は未来ではなく、**今、ここに**あるんです。目標に向かって「昇っている今」が幸せであることが大事です。それに、**ドーパミン的幸福は、長くは続かない幸せ**なんですよ。

そうなんですか？　一番わかりやすいタイプの幸せなのに。

ドーパミンは「**もっと！　もっと！**」を要求する脳内物質なんです。最初は少しの成功や物的充足感で満足しても、じょじょに欲求がエスカレートして、最初と同じ程度では満足できなくなるんです。

幸せを感じるのは一瞬で、すぐに「足りない」って感じるようになるってことか。それだといつまでも満たされない感じがしそうですね。

そうなんです。逓減、つまり、時とともに劣化してしまうのです。一方で、セロトニン的幸福とオキシトシン的幸福は逓減しにくいことがわかっています。何度でも新鮮な幸せを感じることができるし、しかも、その感覚が長く続くんです。

それはお得ですね！　だから、ドーパミン的幸福だけじゃなくてセロトニン的幸福とオキシトシン的幸福も必要なんですね。納得です。

努力や頑張りなど、何かを「する」ことで得られるドーパミン的幸福は、いうなれば「**DO**」**の幸福**です。空気がおいしいとか、人とのつながりがうれしいとか。すでにそこに「ある」幸せのセロトニン的幸福とオキシトシン的幸福は、「**BE**」**の幸福**なんです。

 減る幸福が「DO」の幸福で、減らないのは「BE」の幸福ってことですね。

 その通りです。

3つの幸福のバランスをとる方法

 で、3つの幸福を積み上げる順番やバランスが大事っていうお話でしたけど、実際問題、うまくバランスをとるのって難しくはないんですか？

 コツを教えましょう。1日の中に、「**動的な幸福**」と、「**静的な幸福**」の両方を取り入れるようにするんです。

 動的な幸福と、静的な幸福？

 興奮をともなうようなスリリングな幸せ、つまりドーパミン的幸福は動的な幸福です。逆に、のんびりと安心できるような幸せ、つまりセロトニン的幸福とオキシトシン的幸福は静的な幸福です。

「動」と「静」の両方を1日の生活の中に揃えるだけでいいんですか？

そうです。簡単でしょう？　日中にバリバリと仕事を頑張るのは動的な幸福。終業後にパートナーや家族とだんらんしたり、のんびりお風呂に入ったりするのは静的な幸福です。動的と静的で緩急をつけた生活をすることで、3つの幸福のバランスが自然にとれるんです。「DO」と「BE」の幸福も、これで自動的にバランスがとれますよ。

「これはドーパミン的幸福で、これはセロトニン的幸福で……」と考えるとややこしいけど、動的と静的で意識するとわかりやすいですね。けっこう簡単に実行できそう！

地位や名誉、金銭的な成功といったドーパミン的幸福を手に入れるにはその他の幸せを犠牲にしなければいけないと考える人も多いですが、そんなことはないんですよ。動的な幸せと静的な幸せ、「DO」と「BE」の幸福を両立することはできます！

おかげさまで、幸せとは何かつかめてきました！

そうしたら、次はいよいよ実践についてお話ししていきますね。

楽しみでしかないです！

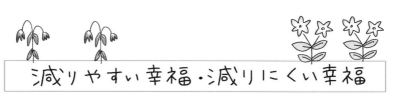

減りやすい幸福・減りにくい幸福

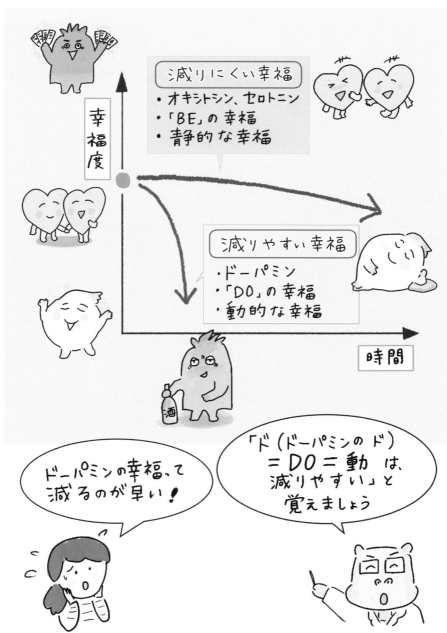

減りにくい幸福
- オキシトシン、セロトニン
- 「BE」の幸福
- 静的な幸福

減りやすい幸福
- ドーパミン
- 「DO」の幸福
- 動的な幸福

幸福度

時間

ドーパミンの幸福って減るのが早い！

「ド（ドーパミンの ド）＝DO＝動 は、減りやすい」と覚えましょう

悩みには「読書」が効く

　最近つくづく感じているのが、読書のパワーです。

　読解力や自分の考えを整理する力が養われるほか、「悩み」そのものを解消することも可能です。というのも、世の中のほとんどの悩みの答えは本に書いてあるからです。

　悩んだりわからないことがあったりするとインターネットで検索する人も多いことでしょう。しかし、ネット検索で見つかるのは断片的な情報です。その情報の真偽を確かめることはもちろん、バラバラの情報を整理し、体系立てて正しい答えを導くのは至難の業と言ってよいでしょう。

　一方、本というものは多くの人の知恵と時間を注ぎ込んでつくられたものです。明らかな誤情報は少なく、内容もきちんと体系立てて整理されています。

　1冊読むだけで、そのテーマに関しておおよそ全体的な情報を手に入れることができます。悩みを解決するためのヒントを、必ずいくつかは手に入れられるはずです。

　しかし、悩んでいる人は視野が狭くなりやすく、「そうだ、本を読んでみよう」と思いつく可能性は限りなく低いです。

　そこで、普段から読書の習慣を身につけてほしいのです。

　悩んだときはもちろん、日頃から、あなたの「考える力」や「自分で悩みを解消する力」を底上げしてくれることでしょう。

2 時限目

ヘルシーに生きる

~心と体の健康を保って
セロトニン的幸福を
手に入れる~

「健康第一」は
人生の基本だった

さて、幸せでいるには、まずは何から始めればいいですか？

「幸せでいる」という言い方をさっそく使うとは……すでにいいスタートが切れていますよ！　全ての幸福の土台となる、セロトニン的幸福からみていきましょう。

健康の幸福ですね。

そうです。軽くおさらいしておきましょう。セロトニン的幸福というのは、一言で言えば心と体の健康のことです。「体調がいい」「気分がいい」状態のことです。

なんか、割と普通のことというか、地味ですよね……。

その「普通」が、価値のあることなのです。病気になった患者さんは、なんでこんなに苦しいのか、と言います。健康は、失って初めて、その強烈なありがたみに気づくのです。

ちょっとおおげさじゃないですか〜？

いやいや、そんなこともないんですよ。知っていますか？ **究極的なセロトニン低下の状態がうつ病**なんですよ。

セロトニンが低下するとうつ病になるんですか？

必ずしもそうとは言えませんが、うつ病の患者さんは、セロトニンの分泌量が下がっていることはたしかです。

セロトニンの分泌が不足すると心身の健康を損なう

メンタルが不調って話、周りでもよく聞きます。

うつ病になると、気分がものすごく落ち込み憂うつになり、何もやる気がしなくなります。「生きていてもしょうがない」と感じる人もいるくらいです。

あれ？　そういう気分だったら、私もたまになることがあるような。何日かしたらなんとなく普通に戻るけど。

気分がすぐれない日は誰にでもあります。しかし、その状態が何週間も続き、どんどん悪化するようならメンタル疾患が疑われます。ゆかりさんも頻繁にそういうことが起きるのであれば、**お疲れモード**に入っている。セロトニン的幸福を失いかけているのかもしれません。

あんまり健康のことを気にしたことがなかった……。

若いうちは特にそうかもしれませんね。健康なのが当たり前で、しかも多少の無理がききますから。若い人は、健康の心配なんかしませんね。そうそう、**セロトニンが低下すると、イライラしやすくもなる**んですよ。

 えっ？　気力がなくなるのと正反対みたいだけど。

 セロトニンが低下すると不安な気持ちにもなりますが、イライラしたり、怒りっぽくなったりもするんです。**セロトニンは、感情をコントロールする物質**でもあるからです。

 感情をコントロールできないから、どこまでも気持ちが沈んでいくわけですね。

 セロトニンが著しく低下すると、衝動性も高まります。イライラが衝動的になれば、いきなりキレてしまいます。不安や「死にたい」という気持ちが衝動的になると、どうなるでしょう？

 まさか、自殺……!?　セロトニンの低下、危険ですね。

 補足すると、セロトニンにはドーパミンの暴走を抑制する役割もあるんです。ドーパミンは「もっと！　もっと！」を求める脳内物質だとお話ししましたよね。その暴走を抑制できないと、依存症という脳の病気に陥ることもあります。ドーパミンをはじめ、他の脳内物質をコントロールするために必要不可欠なのがセロトニン。別名「**脳の指揮者**」と呼ばれているくらいです。

セロトニンは脳の指揮者

セロトニン的幸福が失われると？

脳内物質をコントロール！

病気・不安・体調が悪い状態に

 苦しい、つらい、落ちこみ
何もしたくない

 イライラ、不安、キレやすい
感情もコントロールできない

 体調が悪い、具合が悪い
身体が痛い、だるい

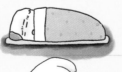 集中力低下、注意散漫
仕事のパフォーマンス低下

 病　気

生きてる意味が感じられない
死にたい

感情が
不安定になると、
幸せには
なれません

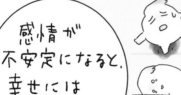

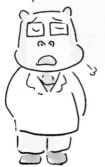

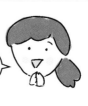

セロトニンが
第一ですね！

毎日が豊かになる 3つの習慣

セロトニン的幸福が全ての幸福の土台であるという意味がよく
わかりました。セロトニンの分泌を整えるために、何をすれば
いいのか教えてください……！

基本中の基本は、睡眠をしっかりとること。ゆかりさん、平均
どのぐらい寝てますか？

う……。仕事で遅くに帰ってきたあとに、つい動画とか観て夜
更かししちゃうこともあって。6時間ぐらいでしょうか。

正直、ぎりぎりのラインですね。6時間睡眠が2週間続くと、
丸2日徹夜したほどの認知機能になるという研究もあります。

ええ！？

さらに、6時間以下の睡眠では、疲れやすく、太りやすいこと
がわかっています。できれば**7時間以上寝てほしいところ**です。

げっ……。とにかく寝ます！　睡眠の他には何かありますか？

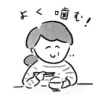
よく　噛む！

よく噛み、よく動こう！

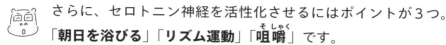
さらに、セロトニン神経を活性化させるにはポイントが3つ。「**朝日を浴びる**」「**リズム運動**」「**咀嚼**」です。

へえ。咀嚼って、普通にごはんを食べるだけでいいんですか？

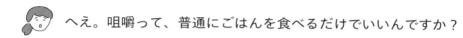
1回の食事あたり15分くらいかけて、よく噛む必要があります。菓子パンを何口かでパクッと食べてしまってはダメ！

なるほど。あと、「リズム運動」は、何をすれば？

ランニングやウォーキング、自転車、踏み台昇降など、数を数えるかけ声に合わせてできるようなリズミックな運動をリズム運動といいます。

難しくはないけど、普段、運動をする習慣がないからなあ……。正直、ちょっと面倒くさいかも。

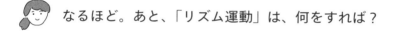
そういう人は多いですよね。そこで、私がおすすめしているのが「**朝散歩**」です。起きてから1時間以内に5〜15分ほど外を散歩すれば、「**朝日を浴びる**」と「**リズム運動**」の**2つが同時にできちゃいます**。

朝散歩って、いかにも健康によさそうな響き。通勤を兼ねて、

ひと駅ぶん歩くとかでもいいんですか？

 はい。背筋を伸ばし、リズムよく颯爽<ruby>颯爽<rt>さっそう</rt></ruby>と早歩きしてください。終わった後にすっきりした気分になれば効果が出ています。朝散歩はセロトニン的幸福をかなえる、最短・最強の習慣です！「睡眠、運動、朝散歩」と暗記しましょう。

自然の中で過ごすだけで

 しかと心に刻みました！　他にはどんな習慣がありますか？

 そうですね……**緑が多い自然の中で過ごす**のもおすすめです。

 自然はいいですよね。あの心地よさの正体はセロトニンが出ている効果だったんですね。

 そうです。**たまにキャンプに行く**だけでも心身ともにリラックスできて、セロトニン神経が活性化しますよ。

 でも、キャンプって経験なくて、ちょっとハードル高いかも。

 そこまでしなくても大丈夫。**一番簡単なのは公園に行ってベンチにでも座っていること**ですね。それだけでも自然の効果を体感できます。**何もせず、ただいるだけでOK**。ただし、スマホを見ないようにしてください。脳を興奮させてしまいますからね。朝散歩のときも、歩きスマホは厳禁ですよ！

セロトニンを出す3原則

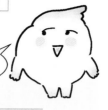

> 睡眠、運動、朝散歩の基本で
> 健康はつくれる！

---

1. 睡眠

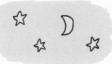

最低、1日6時間以上の睡眠が必須。
できれば、7時間以上の睡眠を推奨。
時間のみならず、睡眠の「質」も大切。
睡眠改善のために、寝る前2時間以内の飲酒、
食事、ブルーライト（スマホ、ゲーム）、激し
い運動は避け、入浴などリラックスして過ごす
ことが重要。

2. 運動

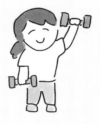

健康のために必要な最低運動量は、1日20分
の早歩き。
さらに、週2〜3回、45〜60分以上の中強度
の運動を加えるとよい。
有酸素運動と筋肉トレーニング、両方を行うと
よい。
1時間以上座り続けるのは、ものすごく健康に
悪い。1時間おきに立ち上がることを意識する。

---

3. 朝散歩

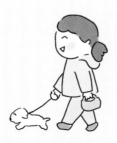

起床後、1時間以内に、15〜30分の散歩を行う。
やや早歩きで、リズムよく歩く。
日光を浴びることが大切。
無理して、運動強度を高める必要はない。
「朝散歩」の時間がとれない人は、通勤時に「太
陽の光を浴びる」と「リズムよく早歩き」を意
識すると、「朝散歩」の代用になる。

不安なことばかり考えてしまう人への処方箋

そういえば、あんまり元気がないときなんかに、不安なことばっかり考えちゃって止まらなくなることがあるんですけど、あれってどうしたらいいんでしょう？

ああ、それは**脳疲労**のせいでしょうね。

え？　脳が疲労するとそんなことになるんですか？　考えたこともなかった……。というか、脳が疲労するってどういうこと？

バリバリ仕事を頑張るなど、脳のオンモードがずっと続くと疲れてきてしまうのです。人間の生命維持に必要な機能を調節する「自律神経」のうち、**「交感神経」が優位になっている状態**ですね。これは体を活発に動かしてくれますが、**それが昼も夜もずっと続くと脳も疲弊してきます**。要は「お疲れモード」。

脳が疲れるとどうして不安なことばかり考えちゃうんですか？

脳の「前頭前野（ぜんとうぜんや）」と呼ばれる部分の機能が低下して、**考え方や気持ちを切り替えられなくなってしまう**んです。

言われてみれば、疲れているときって、別の作業を始めるのがすごく億劫な感じがするかも……。

「前頭前野」というのはパソコンでいうCPU（セントラル プロセッシング ユニット）みたいなもので、脳内の複雑な処理を 司 っています。サッカーでいえば司令塔ですね。

全身にかかわるすごく大事な部分なんですね。

ちょっと難しい話になりますが、ここを事故や病気などで損傷すると、「保続」と言って、同じ行動や言葉を何度も繰り返してしまうことがあります。「切り替える」ことができなくなるんです。

あ！　だから、脳疲労で前頭前野の機能が低下すると、不安な気持ちを切り替えられなくなるのか。

お疲れモードになると脳の一部が暴走し始める

そうです。あと、そもそも、不安や悲観的なことばかり考えてしまうのは、危険を察知して身を守るための働きをしてくれる脳の一部分「扁桃体」を、前頭前野がコントロールできなくなるからです。

扁桃体……？　聞いたことはありますが、どんな機能があるんですか？

ズバリ、**危険の警報装置**。不安や恐怖など、人間の原始的な情動を司っている箇所です。身に危険を及ぼしそうなものを発見すると扁桃体が反応し、「闘う」か「逃げる」か、さっさと行動しなさいという指令を出します。扁桃体が危険を察知してくれるからこそ人間は生き延びることができるのです。**しかし、脳が疲れて扁桃体が興奮しすぎてしまうと、特に危険ではないものにまで過剰反応してしまいます。**あえて脳が不安材料を探し始めてしまうんです。

 つまり、わざわざ自分で不安な感情を生み出してしまうってこと……？

 そう。なんでもないものまで不安に思えてきます。**それがネガティブ思考の正体です。**

 なんか、脳が誤作動を起こしているみたいですね。

 その通り。その状態を落ち着かせるには、脳をしっかり休ませてあげる必要があります。**お風呂に入ったり、ストレッチをしたり、自然の中で過ごしたりと、脳と心をオフモードにしてあげましょう。**

 リラックスがそこまで大事だとは知りませんでした。

 「不安」とセロトニンとは密接に関連しています。脳の指揮者であるセロトニン神経が活性化すれば、不安な気持ちは起こりにくくなりますよ。

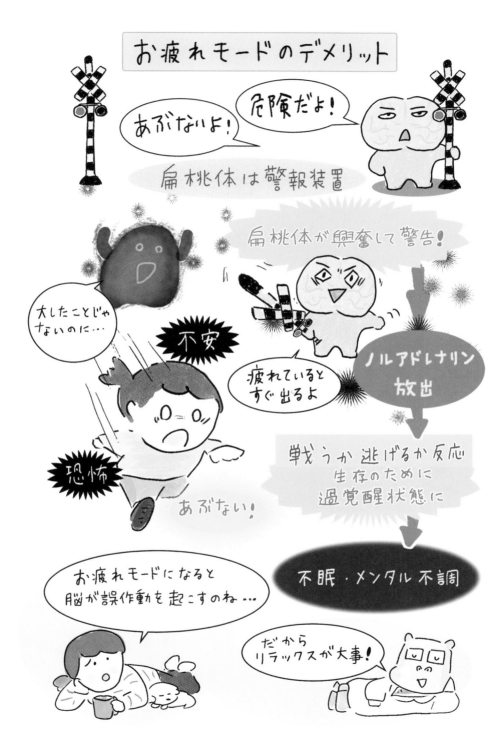

「幸せな一生」をかなえる方法

 ちなみに、心と体が健康なだけで、強く「幸せ」を感じられるようになるものなんですか？　私、今まで大きな怪我(けが)も病気もしたことありませんけど、そこに対して特に「幸せ〜〜！」って感じたこと、正直なかったです。

 感謝の気持ちが足りん！　と言いたいところですが、無理もないですよ。セロトニン的幸福を実感するにはちょっとしたコツというか、意識の切り替えが必要なんです。

 へぇ、どんな風に切り替えればいいんですか？

 セロトニン的幸福というのは、「BE」の幸福、つまり「そこにある」幸福だとお話ししましたね。「**そよ風が気持ちいい**」「**青空が清々(すがすが)しい**」「**草木の香りがみずみずしい**」「**今日も元気だ**」など、そこにある小さな心地よさに気づける人と、気づけない人がいるとは思いませんか？

 「そこにある」という事実は一緒でも、気づける人は幸せを感じられて、気づけない人は何も感じられない……と。

朝、会社に行こうと外に出る。素晴らしい青空。そこで、「なんて清々しい青空なんだ！」と気づく人がいる。一方で、天気なんか全く気にとめない人もいますね。**セロトニン的幸福は確かにそこにあって、気づける人は間違いなく「幸せ」なんですよ。** 1つ気づく瞬間、瞬間にセロトニンが分泌されます。

 な、なんか、尊い……！

 小さな幸せに気づけない人は大きな幸せにも気づけません。それは「楽しさ」も一緒です。「今、楽しい」と思えない人は翌日も「楽しい」と感じられないでしょう。1週間後も、1ヶ月後も、1年後も、感じられないでしょう。つまり、「人生が楽しい」と感じられるわけがないんです。

「幸せ発見力」を高めよう

 なんか、もったいないことをしている気がしてきました。要は、「意識する」ということですよね？

 そうです。「**幸せ発見能力**」「**幸せ収集能力**」と言ってもいいでしょう。**今に集中して、「小さな幸せ」を集めていく。**「今」の積み重ねが未来をつくるのです。

 いつも未来のことばかり考えて、今をおろそかにしていたかも……。気分が沈んでいるときは、過去の失敗とかどうしようもないことばかり考えて、くよくよしちゃっていました。

メンタルの患者さんも、過去と未来が大好物なんです。でも、過去を考えても過ぎたことは取り戻せませんし、未来を考えても、よほど今が順調でない限りは不安になって当たり前なんです。

 未来は誰にもわからないですもんね。

 そう。**人間はわからないものに対して不安になる**のです。でも、なるようにしかならないのですから、「今できること」の最善を尽くすほかないのです。「後悔」や「不安」は、自らがつくり出しているものなんですよ。

 そういう風に気持ちや考えを切り替えられるのも、脳と心が健康だからこそ、できることかも。

 そうです。ですから、セロトニン的幸福というのは人間の幸せの土台なのです。「今」に集中し、小さな幸せと楽しさを日々積み重ねていけば、「人生、楽しい！」と思えるようになる。間違いありません！

 そう考えると、できる気がしてきました！

 今が楽しい。今日は楽しかった。それが積み重なって、今週は楽しかったとなり、今年は楽しかった、となっていく。それが続けば、「幸せな一生」になるのです。私はこれを「**幸せの微分**」と呼んでいます。高校の数学で習った、微分積分の微分ですね。

幸せの微分

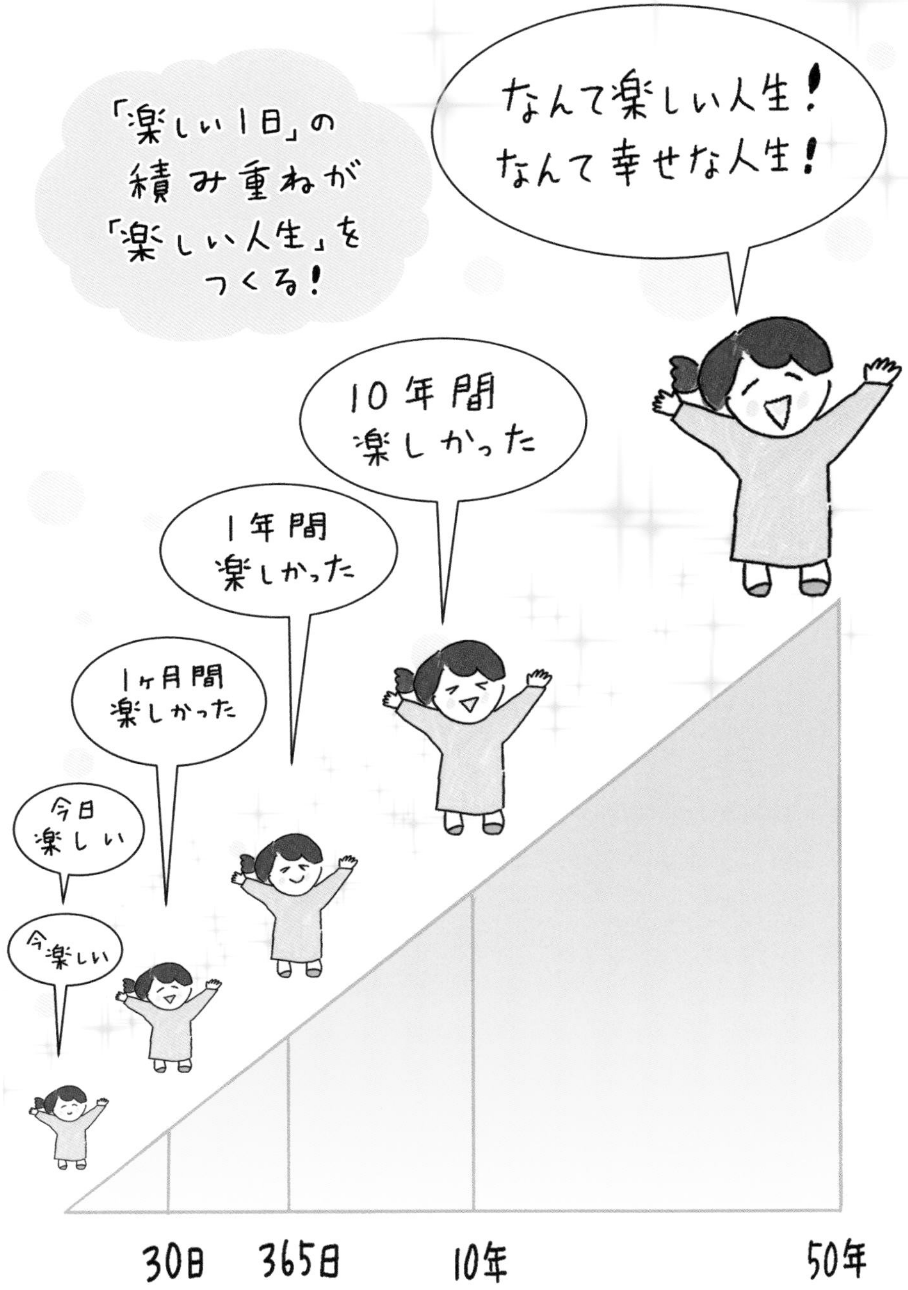

「楽しい1日」の積み重ねが「楽しい人生」をつくる！
なんて楽しい人生！
なんて幸せな人生！
10年間楽しかった
1年間楽しかった
1ヶ月間楽しかった
今日楽しい
今楽しい
30日
365日
10年
50年

よかったことは書いておく

 私も幸せ発見能力を高めたいです！！

いいですね。では、そのために役立つ強力なアイテムを教えましょう。「**ポジティブ日記**」です。

日記？　私、日記は3日と続いたためしがなくて……。

そう言うと思いました（笑）。でも、日記と聞いてイメージするように、たくさん書く必要はありません。分厚い日記帳なんか買わなくても、メモ帳や、なんならルーズリーフなんかでもいいですよ。なぜなら……**1日たった3行**ですむんです。

3行でいいんですか？　でも、それでも忘れちゃいそう。えへ。

セロトニン的幸福は意識しないと気づけない幸せだとお話ししましたね。**1日に1回でも、「楽しいこと」「幸せなこと」を見つける練習をしないと、いつまでたっても気づけるようにはならないんです。**それに、積極的に**アウトプット**しないと人間はすぐに忘れてしまいます。

そっか、なるほど。あえて意識することが必要なんでしたね。日記はそのための装置でもあるってことか。

 書き方は簡単です。**夜寝る前15分以内に、「今日あった、よかったこと」を3つ、あげるだけです。**

 けっこう簡単！　それならできるかも。ところで、「寝る15分前」に、何か意味があるんですか？

 いいところに気がつきましたね。2つ理由があります。1つは、寝る直前というのは最も記憶に残りやすいからです。この時間帯は**「記憶のゴールデンタイム」**なんです。

寝る前は「いいこと」だけを考える

 いい記憶を残して眠りについたら、いい夢が見られそう。

 もう1つは「**終わりよければ全てよし**」だからです。人間の印象は「ピーク」と「エンド」でほぼ決まるという法則[1]があります。このピークエンドの法則に沿って考えると、今日1日の印象は「今日、一番よかったこと」と「就寝直前の感情」で決まるわけです。

 なるほど！　じゃあ、逆に、寝る前にその日あった嫌なことを思い出したりするのはよくなさそうですね。

１日の中によいことと嫌なことが両方あるのは誰でも同じですが、寝る前にどこにフォーカスするかで人生の感じ方が変わってくるというわけです。だからこそ、「いい１日だった！」と思える習慣を身につけましょう。

よし、今日からさっそくポジティブ日記、始めてみます。あ、スマホの日記アプリでもいいですか？

寝る前にスマホを見るのは脳が興奮してしまうので、紙に手書きするようにしたほうがいいですね。

そっか。面倒くさいけど、仕方ない。ま、慣れるか。

あと、このポジティブ日記は最低でも１週間は続けてください。幸福心理学の研究※2で、「**毎日、１週間」続けるだけで幸福度アップの効果**が得られることがわかっています。

よし、毎日３つ！　意識して過ごしてみます！

その調子です。メンタルの患者さんはよく「いいことなんて１つもない」と言いますが、「天気がよくて気持ちよかった」だけでも十分な「いいこと」ですよ。何より、今日も命があること自体が素晴らしく「いいこと」ですからね。

※１　ダニエル・カーネマン博士の研究より
※２　マーティン・セリグマン博士の研究より

ポジティブ日記の具体例

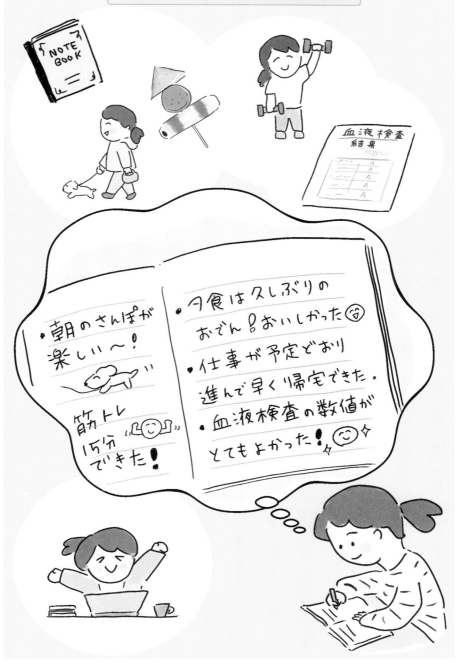

だらだらじゃなくて「充電」です

 そうだ、前から気になっていたんですが、「リラックス」と「だらだら」の違いってなんですか？　リラックスが大事と言われても、サボってる感があるとなんだか落ち着かなくて。

 そこが勤勉な日本人のもったいないところですね。車で想像してみましょう。ずっとアクセルを踏んでいたらどうなります？

 事故になりますね。カーブも曲がりきれないし。

 そうです。アクセルとブレーキをうまく使い分けないと無事に目的地までたどりつけませんね。こういうのを「**緩急をつける**」というんです。

 頑張るときと、ゆるめるときを使い分けるんですね。**なんか、必死に頑張らないと、幸せになれないような気がしちゃうんだよなあ。**

 それは幻想ですね。そもそも、人生はマラソンみたいなものです。継続して走り続けないといけないのですから、常に全力疾

走だと途中でバテます。人生を途中でリタイアしたくはないでしょう？

 ですね。じゃあ、「あえてだらだらする」みたいなことも人生には必要ってこと？

 「だらだら」と思わなくていいんじゃないですか？　**のんびりゆっくりリラックスして過ごすことの、一体何が悪いんでしょう？**

 そう言われると、悪いことではないのかも？

だらだらは究極のリラックス

 「今日は1日だらだらしちゃった」ではなく「のんびりリラックスした1日を過ごせてよかった」と考えればいいんです。そういう時間は、明日からの活力を養ってくれる重要な効果があるのですから。

 なんだか勇気づけられました。だらだらじゃなくて、活力を養っているんですね！

 たとえば愛用しているスマホも、充電せずに使い続けたら電池切れで使えなくなりますよね。人間も一緒ですよ。ちゃんと充電しないと使い物にならなくなります。

たしかに。人間だってエネルギーが必要ですもんね。

 のんびり休む。何もせずにぼーっとのんびりする。素晴らしい時間の使い方ですよ。一方、リラックス中にスマホやテレビを見たりゲームをしたりすると脳が興奮する。余計に疲れるので、やめておきましょうね。「だらだらスマホ」をリラックス時間とは呼ばないということです。

ずっとアクセルを踏み続ける人の末路

 よし、これからは積極的にのんびりします！　でも、ずっとアクセルを踏み続けているみたいな人もいません？

 そういう人は、いつか心や体を壊してしまうでしょう。私は精神科医なので、そういう人たちを数え切れないほど見ています。**休みなくずっと頑張り続けることは不可能です。**

 不可能なのかぁ。今は平気でも、いつかはダウンする日がやってくるってことね。

 詰め込めば詰め込むほど脳も体も疲れますから、そういう人はパフォーマンスが下がっています。**パフォーマンスが落ちていることに気づけないこと自体が、すでにお疲れモード**なんですよ。危険な悪循環です。

お風呂でイライラはできない！

 アクセルの踏みっぱなしに注意ですね……。そのために、簡単にできる予防法があったら知りたいです。

 そうですね、**入浴はリラックスの神経である副交感神経のスイッチを入れます**。湯船にゆったりつかりながらイライラと怒れますか？

 言われてみれば、できないかも。なんか強制的にリラックスしちゃいますよね〜。

 精神をリラックスさせるより、体をリラックスさせるほうが簡単なんです。体がリラックスすれば、連動して脳や心もリラックスします。そうそう、浴室の電気を消して入るとリラックス効果がさらに倍増しますよ。私は「闇風呂」と呼んでいます。間接照明や脱衣所や廊下の照明だけつけておき、浴室は暗くするのです。

 それ、めっちゃ簡単！　暗くするだけでいいんだ。

 お風呂のお湯は 38 〜 40 度の熱すぎない温度にするのもポイントです。あまり熱いと心拍数が上がって体が緊張・興奮状態になってしまうので。あとは体をリラックスさせるという意味で、ヨガやストレッチ、サウナなどもいいですよ。

お風呂やサウナで幸せになるなんて、楽しすぎません!?　そんなの喜んでやるの一択。

「寝る前の２時間」はリラックスする

 その調子で楽しむのが大事です。せめて１日の終わりだけでもリラックスして、セロトニン的幸福を大事にしてあげてください。

 さっきの「終わりよければすべてよし」ってやつですか？

 いい視点です！　そういう意味でもありますね。できれば**寝る前２時間はリラックス**できるよう意識してみてください。**睡眠の質がよくなり、疲れもとれます**。

 褒められた！　のんびりするぞー！

 昼はバリバリ動き、夕方からリラックスして、夜はぐっすり眠る。そうした緩急を意識すれば、アクセルの踏みっぱなしは避けられます。

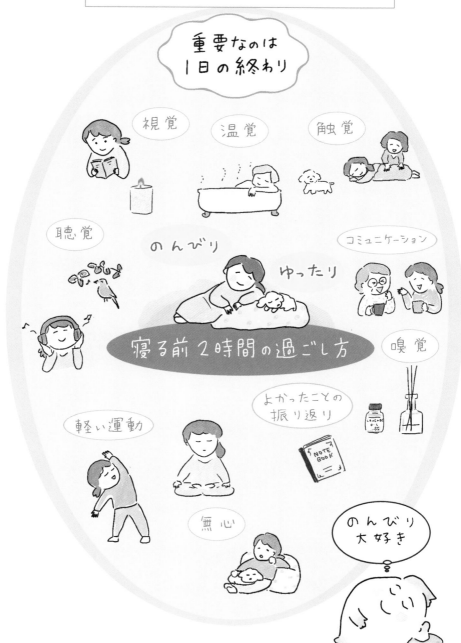

職場の居心地は「確認」で改善

　幸せな人生を送るためには心地よい人間関係を整えることが欠かせません。しかし、避けて通れない付き合いが存在するのも事実です。その代表格が、職場の人間関係でしょう。

　職場の人間関係をスムーズにするのに大切なのは、まず、「自分と相手の価値観が違う」ことに気づくことです。

　特に、上司と部下とでは見えているものも、考えていることが違います。そんな両者が自分だけの価値観で物事を判断していれば、うまくいかなくなるのは当たり前なのです。

　もしあなたが部下なら、上司から何か指示をされたときに「それは○○ということですか?」と、具体的な内容をその場で確認することを心がけてみましょう。

　たとえば「資料は 10 ページくらいのものでいいですか?」と聞けば「いや、1 枚にまとめて」「もっと詳しくして」など、何かしら指示があるはずです。

　あなたが上司なら、相手の理解をその場で確認してあげると親切ですね。

　コミュニケーションの行き違いを防ぐことで時間・作業の無駄が省けます。空回りの頑張りはお互いにとってマイナスになるばかりです。お互いに「確認」を心がけ、スムーズなコミュニケーションを実現しましょう!

3 時限目

一緒に生きる

～人間関係を整えて オキシトシン的幸福を 手に入れる～

心と体の健康についてはバッチリ理解できました！　次のステップについて教えてください。

 次はオキシトシン的幸福です。一言で言うと、**オキシトシンは愛のホルモン**です。

 なんて素敵な響き。愛って人生に必要ですよね！

 愛と言っても、恋愛だけじゃないですよ。**他者との交流、コミュニケーションによって生まれる「つながりの幸福」全て**です。なので、ペットや植物も含まれます。逆に言うと、相手がいないとかなえられない幸福なんです。

 1人は楽だけど、寂しさもあるのはよくわかるなあ。

 食事や旅行など同じことを経験しても、1人より誰かと一緒に楽しむほうが何倍も楽しく感じることがありますよね。脳科学的にもそれは正しいんです。

わかる。逆に、グループから孤立すると最悪な気分になりますよね。子どものとき、いじめられっ子に目をつけられて、すごくつらかったもんなぁ。

学校でも友達グループでも職場でも、孤立や孤独というのは人間の心をひどくむしばむものです。人との対立、夫婦関係や家族関係がよくないのも、大きなストレスになります。それがオキシトシン的幸福を失っている状態ですね。

人間関係がうまくいかなくてメンタルをやられちゃう話、私の周りでもよく聞きますよ。

まさに。**オキシトシン的幸福が失われると、連鎖反応でセロトニン的幸福まで失われてしまうこともあるんです**。でも、意識してみると、日常の中にオキシトシン的幸福は意外とたくさんあるんですよ。

「そこにある」幸福に気づけるか

意識しないと気づけないというところは、オキシトシン的幸福もセロトニン的幸福と一緒なんですね。

「BE」の幸福、「そこにある」幸福ですからね。家族でも職場の人でも、他者との関係から幸せを感じられるかは自分次第です。

それにしても、職場の人間関係に悩む人ってずいぶん多いですよね？

 そうですね。職場の人たちといい関係を築けないと、仕事がうまく進みにくいという意味では、「オキシトシン的幸福があってこそ、仕事での成功、つまりドーパミン的幸福が実現する」とも言えます。だから、うまくいくに越したことはありません。

 ドーパミン的幸福よりオキシトシン的幸福のほうが優先順位が高いのは、そういうわけなんですね。

 それに、科学的にもオキシトシンはドーパミンの「もっと！もっと！」を抑制する作用があるなど、ドーパミン的幸福を実現する基盤となってくれるんです。ちなみに、依存症の治療に「グループセラピー」があることからも、**他者との交流がドーパミンの暴走にブレーキをかけられる**ことがわかります。将来、オキシトシンが依存症の薬になる可能性もあるんですよ。

 へえ。オキシトシンとセロトニンって作用の面でもちょっと似ているところがあるんですね。

 そうですね。**オキシトシンも、分泌されればされるほど健康になれます。**ストレスホルモンであるコルチゾールを下げ、扁桃体の興奮を抑えて、不安を減少させてくれるからです。**記憶力や学習能力を高めるなど、脳を活性化する力もあります。**オキシトシンとセロトニンとは、互いによい影響を与えながら、私たちの幸福を増幅してくれるのです！

"愛のホルモン" オキシトシン の 働き

オキシトシン的幸福 が 失われると？

孤独.孤立 の 状態 に

寂しい、結婚できない
パートナー がいない.友達がいない

人間関係 が 苦しい.つらい.疎外感
パワハラ.仲間はずれ.いじめ

孤独、孤立無援.助けがない

オキシトシン を 分泌するには

I love you♡

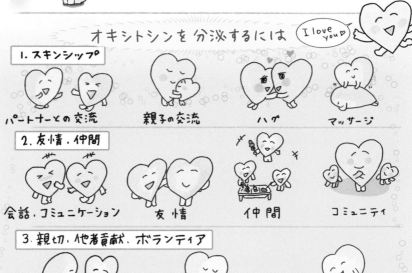

1. スキンシップ
- パートナーとの交流
- 親子の交流
- ハグ
- マッサージ

2. 友情.仲間
- 会話.コミュニケーション
- 友情
- 仲間
- コミュニティ

3. 親切.他者貢献.ボランティア
- 親切
- 他者貢献
- ボランティア

4. ペットとの交流.ガーデニング
- ペット
- ガーデニング

あなたを幸せにする「たった5人」の人たち

人間関係が人生の幸せに大きな影響を与えるのは、実感として
よくわかるんですが……ぶっちゃけ、人間関係って自分だけで
どうにかできないような気もするんですが？　職場ガチャでハ
ズレ引いたらそれまでみたいな。

もちろん相手のいる問題ですが、だからこそ、半分はゆかりさ
んが主体的に作り上げることができる、と考えてみてはどうで
しょう。

うっ、耳が痛い。つい、相手だけのせいにしてしまいそうな自
分がいます……。

人間関係はつくる努力、育てる努力が必要です。人間関係をス
ムーズにする術やコミュニケーション術を本などでしっかり学
べば、**一生使えるスキル**になりますよ。

自分でメンテナンスする姿勢が大事なんですね。でも、そうやっ
てみんなに気を遣うのは、疲れちゃいそうだなぁ。

まあまあ、そんなにがっかりしないで。朗報もありますよ。「**みんな**」と仲良くする必要はないんです。

 え？　どういう意味ですか？

 社会学的な研究から、**親しくするのは全ての人間関係のうち、合計5〜6人で十分だとわかっているんです。**

 えっ？　たったそれだけでいいんですか？

 時間もエネルギーも有限です。出会う人全てと深く付き合って親しくなるのは不可能。人間関係にも優先順位があるんです。

身近な人から優先する

 その優先順位の決め方、ぜひ教えてください！

 簡単ですよ。身近な人を優先するんです。**最優先すべきは家族やパートナー、次が友達、最後が職場の人です。その3つからそれぞれ2〜3人ずつ、つまり、全体で5〜6人くらいと安定した関係が築ければ十分です。**

 それだけでいいんですね！　私も頑張れそうだぁ。

 重要なのは、家族やパートナーなど、最も身近な人と安定した関係があり、何でも相談できる友人がいることです。もし職場

71

の人間関係がうまくいっていなくても、身近な人との関係で癒やされていれば、たいしたストレスにはなりませんからね。

悩みを相談できる相手の存在って大事なんですね。

すぐに解決できる悩みばかりではありませんから、**誰かに話すことで「ガス抜き」するのは非常に重要**です。身近な人と安定した関係があれば、日常的にガス抜きができるので、人生の幸せ度がある程度保たれるというわけです。

職場の愚痴(ぐち)を友達に話すとスッキリするもんなぁ。おしゃべりには素晴らしい効果があるんですね。

その通りです。他者との交流になるのでオキシトシンも分泌され、二重にメリットがあります。家族や友人は、話を聞くことであなたを支えてくれている大切な人たち。**深刻な悩みを抱え続けると、脳疲労で扁桃体が興奮し、周りの人全てが敵に見えてしまうんです**。あなたを気づかい、あなたを支えてくれている人は必ずいます！　それを忘れないでください。

追い詰められた人のニュースなんかを見ると、「周りに相談できる人がいなかったのかな」と思うことがありますけど、いても気づけなくなってしまうんだろうな。

ストレスを溜(た)めすぎると脳疲労や扁桃体の暴走で、自分で自分を追い詰めてしまうことがあるんです。ガス抜きが大事なこと、忘れないでくださいね。

人間関係はシンプルでいい！

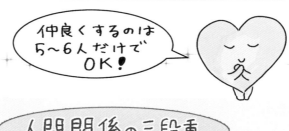

仲良くするのは
5〜6人だけで
OK！

人間関係の三段重

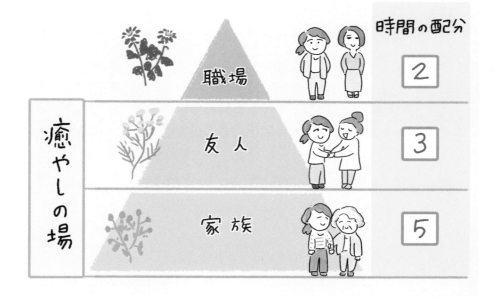

		時間の配分
職場		2
友人		3
家族		5

癒やしの場

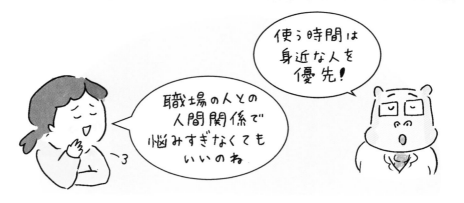

使う時間は
身近な人を
優先！

職場の人との
人間関係で
悩みすぎなくても
いいのね

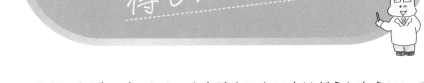

「仲間づくり」は得しかしない

そういえば、パートナーも友達もいない人はどうしたらいいですか？　私も昔の友達とはすっかり疎遠になっちゃって。でも、新しく友達をつくるのも大変そうだし。

孤独は喫煙に匹敵するほど健康に悪いんですよ。 友人がほとんどいないのなら、積極的に交友関係を広げていくべきです。

親しい人がいないのって、そんなに健康に悪いことなんですか？　だけど、具体的にどうすれば……？

コミュニケーションは自分から取りに行かなければゼロです。人の集まる場所、人と出会える場所へ行きましょう。

どこに行けばいいのか、さっぱりです。まさか、合コンとか言わないでくださいよ？

最初から「友達をつくろう」「恋人をつくろう」と気負うから、ハードルが高くなるんですよ。**まずは「仲間が見つかるといいな」ぐらいのつもりで、自分の行動範囲を広げてみましょう。**

「友達」や「恋人」じゃなくていいんですか？

そうです。共通の好きなものがあると、人は仲良くなりやすいんです。何か、あなたが興味のあることをテーマにしているコミュニティなどに顔を出してみましょう。

興味のあるもの……、何だろう。思いつかない。

社会人サークル、趣味サークル、同好会、勉強会、習い事、異業種交流会、イベントなど、なんでもいいですよ。**近所の商店街やデパート**をぶらぶら歩いていれば、イベントの情報などはいくらでも見つかります。**自治体の広報誌**などを見ると、役場主催の催しがいくらでも載っています。お金もほとんどかかりません。

けっこういろいろありますね！　ちなみに、樺沢先生だったらどんなものに参加されます？

食べることが好きなので、家電量販店が開催するカレー教室や、商店街のお店がやっているクラフトビールの試飲会などに参加したことがありますよ。

へ～、今どきっぽいイベントも地域で開催されてるんだ。そういうのって、ネットで探してもいいんですよね？

いいですが、**自分の行動範囲内で開催されるもののほうが参加しやすい**ですよ。参加者とも共通の話題が多くて、イベントの

後もリアルで親しくなりやすいはずです。

知らない人との交流は、むしろ楽！

 なるほど。そういうところで人と出会うんですね。だけど、知らない人と交流するのって疲れそうだなぁ。想像するだけでぐったりしちゃう。

 逆です。**知らない人だから、気を遣わずにすんで楽なんです。面白くなければ、次から行かなければいいんですから**。職場だとそういうわけにもいかないでしょう？

 たしかに！　そっか、別に、絶対に仲良くならなきゃいけないってわけじゃないですもんね。

 そうですよ。人付き合いで疲れるのは、好かれようとしたり、いい人と思われようとしたりするからかもしれませんね。普段、人に気を遣いすぎて疲れてしまうという人は、「**本来の自分を出す練習**」だと思って参加してみるといいですよ。

人との交流を楽しむ練習をする

 知らない人を相手にするからこそ、ハードルが低いと。それにコミュニケーションの練習にもなりそうですね。

その通り。人間関係で疲れやすい人ほど、練習のためにもどんどん人と出会う場所へ出て行くべきです。何も失うものはないんですから。

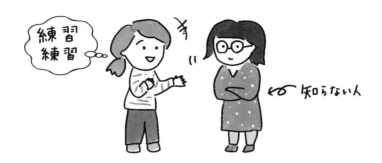

すごく納得したんですが、でも、そういう場でどう振る舞っていいのか、迷ってしまいそうな気もする。

ポイントは「**自分が楽しむ**」こと。かまえすぎなくて大丈夫です。本来の自分のままで、何も気にせずにその場を楽しめばいいのです。何も得られなくても、何も問題はないのですから。

少し気が楽になりました。頑張ってみようかな。

楽しいと思える場所だったら、何度か参加してみるといいでしょう。そのうち、なんとなく「仲間」と言える人たちができるはずです。そこから、もしかしたら友達や恋人につながる人も見つかるかもしれませんが、最初はそんなことは意識しないほうが楽しめます。

「ちょっとしたことを相談できる人」がいると助かる

 ほどよい人間関係をつくれると、日常生活の彩りになりそう。

 人間関係が狭いと、自分の考え方も狭くなりがちです。たとえば、転職や起業を考えたとき、周りに経験者がいないとなかなか踏み出しにくいですよね。「**ちょっと人に意見を聞いてみたいな**」というとき、**気軽に相談できる人間関係があると、自分の可能性もずいぶん広がりますよ。**

 たしかに！　私の友達も自分と似たような考えの人が多いから、考え方が狭くなっているかも。

 自分の狭い経験だけで物事を判断するから、失敗しやすい。経験者の話を聞けると、井の中の蛙にならずにすむんです。

 人間関係って、そういうところでも役に立つんですね。

 ちなみに、少し上級編ですが、**既存のコミュニティに参加するだけでなく、自分でコミュニティをつくる**のもおすすめですよ。自分が発起者として始めた場は、幸福感も段違いです。

 慣れてきたらそういう選択肢もあるのかあ。自分に興味を持ってくれる人だけが集まるわけだから、あまり気を遣わずにすみそう。まずは参加することからやってみます！

趣味・コミュニティで「仲間」をつくろう

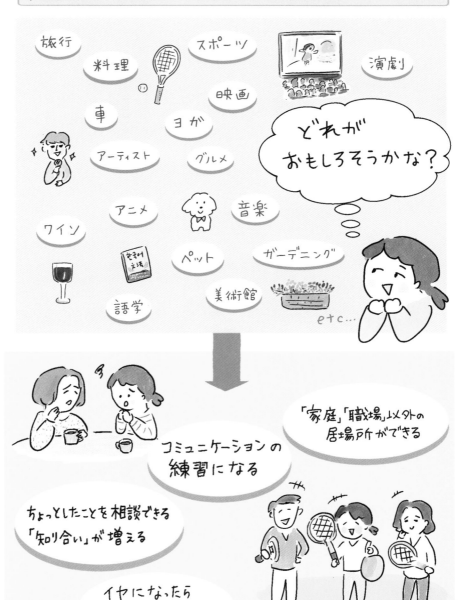

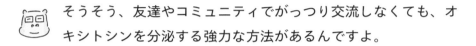

脳内麻薬が
ダダ漏れになる
魔法の言葉

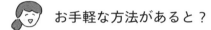

そうそう、友達やコミュニティでがっつり交流しなくても、オキシトシンを分泌する強力な方法があるんですよ。

お手軽な方法があると？

手軽も手軽。**生活の中に「ありがとう」の言葉を増やすだけです。自分が言うのでも、人から言われるのでも、どちらでも大丈夫です。**

それだけでオキシトシンが分泌されるんですか？　「ありがとう」という言葉自体が効果的ってこと？

そうです。「**ありがとう**」は魔法の言葉。ゆかりさんが「ありがとう」と言ったり言われたりするシチュエーションには、どんなときがありますか？

えーと、人に助けてもらったときや、励ましてもらったとき。だから、お互いに、人に何かいいことをしてあげたときかな？

はい。**人に親切にしたり、それに対して感謝してもらったりすると、お互いにオキシトシンが出る**んですよ。

「ありがとう」を言っても言われても、両方にオキシトシンが出るなんて、たしかに魔法の言葉ですね。

そうなんです。しかも、同時にセロトニン、ドーパミン、さらには「エンドルフィン」という、モルヒネの6倍以上の鎮痛効果を持つ脳内麻薬、いわば**究極の幸福物質**も同時に出るんですよ。

す、すごい！　「ありがとう」がそんなパワーワードだなんて知りませんでした。たまにしか言ってなかったけど、もっと言ったほうがいいですね。

小さいことに感謝していきましょう。**お店やレストランで店員さんに「ありがとうございます」を言うのでもいいんです。**

それならたくさん言えそう。今日から心がけようっと。

親切にすればするほど幸せになれる

オキシトシンは、別名「親切の物質」とも呼ばれています。

自分から人に親切にするときにもオキシトシンが出るんでしたね。

その通り。人に親切にすると基本的に人間関係はよくなるので、職場のコミュニケーションの改善にも非常に効果的ですよ。「職場の人間関係がいいと、仕事がうまくいきやすい」という話をしましたね。つまり、オキシトシン的幸福がドーパミン的幸福にもつながっていくわけです。

 なんだか人に親切にしたくなってきました！　どんなことをしてあげたらいいかなぁ？

 そんなにおおげさに考えなくて大丈夫ですよ。**道を聞かれたら丁寧に教えてあげるとか、電車でお年寄りや妊婦さんに席を譲るとか、家族が担当している家事を積極的に手伝うとか、同僚の仕事を手伝う**とか。他者貢献としてできることはたくさんあります。

 知らない人でも身近な人でも誰でもいいのなら、けっこういろいろありそうですね。

情報をギブするのも他者貢献

 情報を提供するのも他者貢献の１つですよ。**便利なアプリやおいしいお店を教えてあげるのも喜ばれます。SNS などで面白かった映画や本、漫画の感想を投稿する**のもいいですね。気になっている人には貴重な情報になりますから。

 それでもいいんですか！　でも、みんなが見えるところへ感想

をアップするのってけっこう勇気がいるなぁ。ちょっと恥ずか
しいかも。

 だからこそ、価値があるんですよ。みんな、否定されるのが怖
くて自分の意見をなかなか発信できないのかもしれません。で
も、情報をギブすることは、これからの時代、非常に有意義な
ことです。人に役立つ情報を投稿するのは、立派な他者貢献で
す。情報発信を通じての人との交流でも、お互いにオキシトシ
ンが出ますしね。

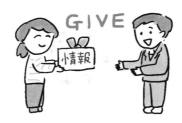

 情報提供、意識してみます。そうだ、他者貢献といえば、ボラ
ンティアもあてはまりますよね？

 そうですね。ただし、**ボランティアをするときはあまり自己犠
牲的にならないように気をつけてくださいね。**

 え？　ボランティアってそもそも自己犠牲なんじゃ……？

一方的な献身は精神的にしんどくなる

 そういう一面もありますが、自分を犠牲にしたあまりにも献身

的すぎる他者貢献は、精神的に燃え尽きやすいんです。自己犠牲的なボランティアをするなら、時間や労力の面であらかじめ限度を決めておいたり、周囲からのサポートを受けたりするようにしたほうがいいでしょう。

なるほど。無理のないように、ということですね。

そうです。ところで、「**親切**」はいつか巡り巡って返ってくるものでもあるんですよ。

そうなんですか？　ブーメランみたいに？

人に親切にしたことによる自尊感情の高まりや充実感はもちろんですが、人には「**返報性の原理**」という心理がありまして。「親切にされたらお返しをしなければ」という気持ちがわき起こりやすいんです。

その気持ち、わかる気がする。「こんなにしてもらっちゃって、なんだか悪いなあ」って思うこと、ありますもんね。

お礼としてすぐに返ってくることもあれば、数年後によくしてもらえることもあります。私の実体験では、**人への親切はだいたい1〜3年で返ってきます**よ。つまり、あらゆる方面への他者貢献を1年以上続けていると、継続的にいいことが返ってくるということですね。

親切の連鎖ですね。すごく幸せになれそうな感じがします。

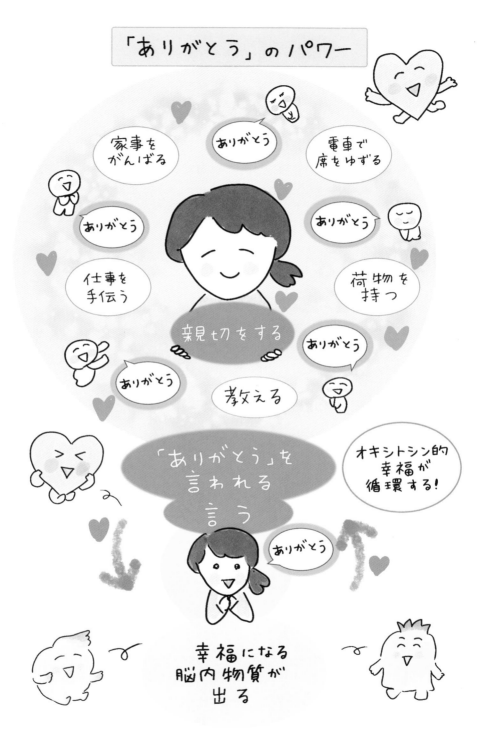

「ありがとう」を 数えたぶんだけ 幸せになれる

 どんな親切ができるかな。楽しみになってきました！

 いいですね。まずは**1日に3回、人に親切にする**ことを心がけてみましょう。そして、**1日の終わりに、その親切を書き出す**ようにしてみましょう。これを「**親切日記**」といいます。

 幸せ発見能力を高めるために「よかったこと」を書き出す「ポジティブ日記」と同じ要領ですか？

 そうです。オキシトシン的幸福は「BE」の幸福ですから、意識しなければ見過ごしてしまうものだとお話ししましたね。それに、親切というのは、数えるだけで幸福度が上がるものなのです。毎晩、自分が1日のうちに行った親切を書き出す度に、幸せな気持ちになれますよ。

 親切を数えるだけで？　本当に？

 幸福心理学においてそれを実証した有名な実験があります。**1週間に5つの親切をし、それを記録しただけで、6週間後には**

被験者の幸福度が大きくアップしていたといいます。これは、「自分が人や社会の役に立てている」という実感を得られて、自尊感情や自己重要感が高まるからだと考えられます。

 たしかに、人に親切をするのって、なんかこそばゆい感じがありつつ、誇らしい感じもしますもんね。あの感覚が自尊感情の高まりなのかも。

 ところで、「ありがとう」といえば、親切以外に、もう1つ記録できそうな内容がありませんか？

親切だけでなく「感謝」も記録する

 なんだろう……あ、自分がしてもらった親切のことかな？

 そうです。1日に3回、誰かに「ありがとう」と感謝し、それを1日の終わりに「**感謝日記**」として記録するのです。こちらも、**普通の日記を書くのに比べて幸福度が大幅にアップ**することが実験で確認されています。

 感謝をしてもされても幸せになれるんだ。素敵。

 しかも、感謝日記は週に1回でも十分な効果が得られることがわかっています。人に感謝をするとオキシトシンと同時にセロトニンも分泌され、健康にも大変いいですよ。感謝した相手との関係も良好になるので、人間関係もどんどんスムーズに

なっていくはずです。

行動からのアウトプットで確実に幸福度がアップしそうですね
……！　でも、なんだか日記の種類が増えてきて、こんがらがっ
てきました。「ポジティブ日記」と「親切日記」と「感謝日記」
の３つでしたよね？　ちゃんと３つとも続けられるかなぁ。あ
んまり自信ないかも。

では、**まずは一番簡単な「ポジティブ日記」から始める**といい
でしょう。３つの中で比較的難易度が高い「親切日記」を最後
にするといいでしょう。

「親切日記」が一番難しいんですか？

やってみるとわかりますが、積極的に人に親切にするのって意
外と難しいんですよ。相手の状況や何を求めているかをしっか
り観察しなければいけませんからね。

なるほどね。たしかに、タイミングとかも難しそう。

なので、まずは「**ポジティブ日記」を 10 日続け、次の 10 日
は「感謝日記」、その次の 10 日は「親切日記」と、合計 30 日、
チャレンジ**してみるといいでしょう。明らかに幸福度が変わり
ますよ。慣れてきたら、毎日「ポジティブ日記」「感謝日記」「親
切日記」の３つを混ぜて実践してみましょう。おおげさでなく、
人生が変わることうけあいです！

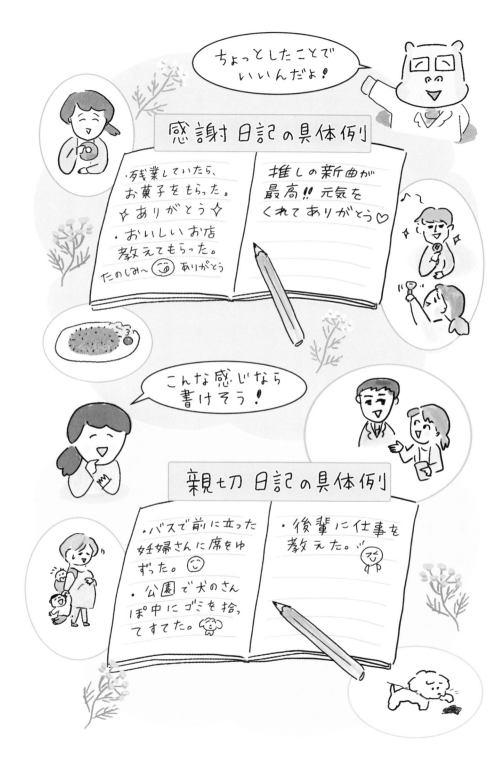

友人関係は「仮面」で演じる

　仲良くするもしないも本来は自由であるはずの「友人」関係ですが、半ば強制的につながっているケースもあります。学生時代のサークル仲間や新卒時代の同期といった集団の一員としての付き合いや、子育てを通じての「パパ友・ママ友」などです。

　このような、すごく親しいわけではないけれど「自分だけ抜けるのもちょっとなぁ」と感じる友人関係は、「修行」と割り切って淡々と付き合うことをおすすめします。

　仮面を着けてその立場を「演じる」くらいのつもりでいると気持ちが楽です。期待せず、踏み込みすぎず、仕事と同じように淡々とフラットに付き合いましょう。

　万が一、輪から外されてしまっても人生が終わるわけではありません。強いストレスを感じるくらいなら、距離を置くのも必要なことです。

　ただし、所属するコミュニティが1つしかないと「仲間はずれにされたくない」との気持ちが働き、強いストレスを抱えやすくなります。これは大人も子どもも一緒です。

　家庭、職場／学校の他に、趣味サークルなどの第3のコミュニティをいくつか持てると、精神的には相当楽になるはずです。

4 時限目

ワクワクしながら
生きる

〜「もっと！」に溺れずに
ドーパミン的幸福を
手に入れる〜

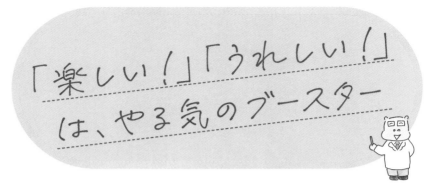

「楽しい！」「うれしい！」は、やる気のブースター

 まずは心と体の健康、そして、他者とのかかわり。次はいよいよ最後の段階について教えてください！

 はい、幸福の三段重の一番上ですね。3つの幸福のうち、**最も取り扱いの難しいドーパミン的幸福**についてです。

 ドーパミンの話、これまでも何度か出てきましたよね。たしか、「もっと！　もっと！」を促す脳内物質でしたよね？

 はい。一言でいうと、ドーパミン的幸福は「成功」の幸福です。何かを得たり達成したりしたときに感じる喜びの感情は、興奮と高揚感がともなう、激しく大きな幸福です。

 「ザ・幸福」って感じ。樺沢先生に教わるまでは、ドーパミン的幸福こそが幸せそのものだと思っていました。

 「うれしい」「楽しい」「やったー！」など、脳を興奮させる、わかりやすい刺激ですからね。

その分、中毒や依存状態に陥りやすくなるんでしたよね？

そうです。ですが、決して悪い側面ばかりではないんですよ。**ドーパミンのおかげで人類の科学や文化はここまで発展してこられた**のですから。

ドーパミンは人類の発展の立役者

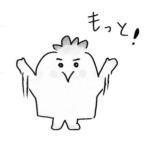

そうなんですか？
「もっと！　もっと！」の力で？

はい、その強い刺激の快感を脳が再び味わいたいと思うからこそ、人間は努力したり頑張ったりできるわけです。本来、ドーパミン的幸福を得るのは大変なこと。**何かを得るには、時間や労力、あるいはお金などの「対価」が必要**だからです。だからこそ、得られたときの喜びも大きいのです。

ドーパミンは人間にとって頑張るためのやる気やモチベーションの源というわけですね！

その通りです。さらに、ドーパミンは「**学習物質**」とも呼ばれていて、分泌されると**集中力や記憶力もアップ**するんですよ。

それってつまり、頭がよくなるってこと？

そう。ドーパミンが分泌されると脳の力が高まり、学びや自己

成長の効率が加速されるんです。記憶を増強する作用もあります。**ドーパミンは自己成長物質**なんです。

ドーパミンの光と闇

 ドーパミンって、すごい幸福物質なんですね……！

 そうですよ。自己成長物質としてのドーパミンは、いわば光の面です。しかし、劇的な効果のある脳内物質だからこそ、取り扱いに注意が必要なんです。

 闇（やみ）の面もあるわけですね。ドーパミン的幸福を追いかけすぎると、中毒や依存症になっちゃう。

 はい。セロトニン的幸福とオキシトシン的幸福をないがしろにするとドーパミンが暴走しやすくなります。ドーパミン的幸福には「慣れ」の側面があり、より強い刺激を脳が求めるようになってしまうのです。

 ドーパミンの底なし沼か……。怖いですね。

 しかし、ドーパミンが分泌されるからこそ私たちは前向きに頑張れるし、自己成長できるという光の面は、おおいにうまく活用すべきですよ。

ドーパミンの光と闇

ドーパミンの光
何かを「得る」「達成する」ことによって得られる幸福感

「もっとがんばろう」は OK

成功 お金・仕事・名誉		お金・財産・富、仕事での成功（昇進、昇給）、地位・名誉、社会的成功
やる気		目標設定、目標達成、達成、自己成長、意欲、やる気、モチベーション、報酬・ご褒美
学習		学び、自己成長
承認		褒められる、認められる、フォロワー、いいねが増える
快楽物質 趣味・遊び・物欲		物欲・金銭欲・名誉欲・食欲・性欲、楽しい・遊び・娯楽・趣味

暗転すると…

ドーパミンの闇
「やめられない」ために孤独・孤立・中毒に

「もっとよこせ！」は NG

物質依存		アルコール、薬物、ニコチン（タバコ）、カフェイン
行動依存		ギャンブル、買い物、ゲーム、スマホ、ネット、性行為
人間関係依存		異性、恋愛、親子 DV、共依存

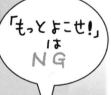

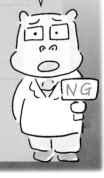

頑張るのが イヤな人の本音

ところで、みんながみんな、向上心が旺盛というわけではないですよね？　そういう人でも自己成長を「喜び」と感じられるんでしょうか？

たしかに、「自己成長に興味はない」「頑張るのは嫌」という人も多いですね。しかし、実のところ、**自己成長は誰にでも毎日起きている**んですよ。

えっ、そうなんですか。私、全然気づいていないかも。

「自己成長」をおおげさにとらえすぎているんでしょうね。何か大きな立派なものだと考えていると、「とてもじゃないけど手に入れられそうもないからやめておこう」といった心理が生まれ、頑張る気持ちになりにくいです。

ちょっと待ってください。自己成長って、立派で大きなものじゃないんですか？

そんなことはありません。少なくとも私は、**何か１つ新しいこ**

とを知ったり、できるようになったりすれば、それは自己成長だと考えています。昨日と違う自分になれたなら、それはもう自己成長です。だから、**本を1冊読むだけでも、自己成長**できるんです。

それくらいなら、毎日、何かしら見つけられるかも！

そうやって日々、**ちょっとした変化やプチ成長**を見つけられると、その度にわずかではありますがドーパミンが分泌され、やる気が生まれます。

ドーパミンは「DO」の幸せだけど、セロトニン的幸福やオキシトシン的幸福と同じように、プチ成長に気づくことが大事なんですね。

そう。気づけない人は「こんなに頑張っているのに、ちっとも結果が出ない」と意気消沈し、頑張るモチベーションを保てなくなります。気づけないから、ドーパミンも分泌されません。

同じ努力をしても、考え方1つで幸せ度に差がつくなんて、なんだか不思議。

そうなんです。ちょっとずつでいいから、新しいことにチャレンジしていきましょう。

ちなみに、気の小さい私でもチャレンジできるようになるコツとかって、ありますか？

ワクワクしまくるのが幸福への近道

 あります。「**ワクワク**」**に素直になること**です。ワクワクする感情は脳内物質でいうとドーパミンなんです。ドーパミンが分泌されると頭がよくなるという話をしましたね。つまり、普段のあなた以上の能力を発揮できる状態なんですよ。

 その状態を活かしてチャレンジすればいいってこと？

 ゲームでも、一定時間だけ圧倒的に強くなれる無敵状態がありますよね。そのときに、何もしないのは非常にもったいないですよね？

 ですね。マリオでいう、スターを取った状態みたいなことですよね。そうなったら、急いでゲームを進めたりコインを取りまくったりしないともったいないですよね。

 そう。人生でも、その状態になったらそのワクワクの対象にどんどんチャレンジすればいいんです。それがあなたらしい幸せをつかむ近道です。

 ワクワクは人生における「チャンス」なんですね！

その通り。そしてもう１つ、チャレンジのハードルを下げるコツがあります。「**ちょい難**」を意識することです。

 「ちょい難しい」の略かな？

 その通り。「ちょっとだけ難しい」という意味です。人間は、自分にとって楽で居心地のいい範囲内で行動するものです。この範囲を「**コンフォートゾーン（快適領域）**」といいます。しかし、この中にい続ける限り、そこに成長はありません。

 たしかに。現状維持で何も変わりませんよね。

ワクワクを胸にコンフォートゾーンを出てみよう

 コンフォートゾーンの外に出て、いつもと違う、ちょっとだけ難しいことにチャレンジすると、自己成長し、ドーパミンが分泌されるんです。

 でも、私みたいに面倒くさがりで気の小さい人には、コンフォートゾーンを出る勇気がないかも……。

 みなさん、とにかくチャレンジを怖れる人が多いですね。だからこそ、「**ちょい難**」。**まずはイメージする「挑戦」の10分の１くらいの小さな「プチ挑戦」**から始めてください。

 そんなに小さくてもいいんですか？

いいんです。小さいことでも「できるようになった！」「新しい知識や経験を手に入れた！」と感じることでドーパミンが分泌され、次のチャレンジへの意欲がわいてくるはずです。それに、**大きなチャレンジをするのは、誰でも怖いんですよ。** 自分のなわばりを出て危険をおかすのが怖いという感情は、生き物としての本能ですから。

みんな怖いんですね。私だけじゃなくてちょっと安心。

そうです。だから、「ワクワク」の気持ちをうまく活用して弾_{はず}みをつけたり、小さな挑戦から始めたりする方法が効果的なんです。ちなみに、脳疲労の状態だと扁桃体が興奮しやすく、不安や恐怖を感じやすい。チャレンジがますます怖くなってしまいます。

やっぱり、セロトニン的幸福が全ての基盤なんですね。

仮に挑戦して失敗したとしても、多少はドーパミンが分泌されますし、それに、オキシトシン的幸福が整っていれば、励ましてくれる人もいるはずです。**セロトニン、オキシトシンの基盤は、「立ち直る力」と言えます。** 人生七転び八起き。失敗しても立ち直ればいい。またチャレンジすればいい。**幸福の三段重の2段目までを盤石にしておけば、失敗を恐れる必要などないのです。**

「ちょい難」のススメ

宝物はコンフォートゾーンの外にある
（快適領域）

コンフォートゾーンの中

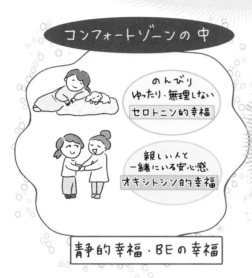

のんびり
ゆったり・無理しない
セロトニン的幸福

親しい人と
一緒にいる安心感
オキシトシン的幸福

静的幸福・BEの幸福

コンフォートゾーンの外

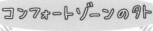

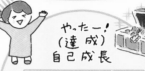
やったー！
（達成）
自己成長

ドーパミン的幸福

ワクワク
ドキドキ
未知の体験
新しい発見
新しい出会い

動的幸福・DOの幸福

「ちょい難」の例

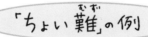

やって
みようかな

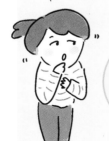

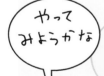
読書をする

新しいレシピに
挑戦する

山歩きをする

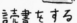

SNSで発信する

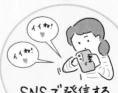

少しの努力でも
自己成長は
できます。

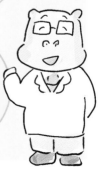

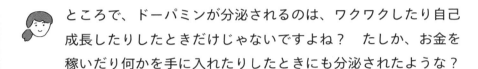

「もっと！ もっと！」の
果てにあるもの

ところで、ドーパミンが分泌されるのは、ワクワクしたり自己成長したりしたときだけじゃないですよね？　たしか、お金を稼いだり何かを手に入れたりしたときにも分泌されたような？

そうです。**お金や物など、何か欲しいものを手に入れたときや、達成したとき、あとは「楽しい」「おいしい」「気持ちいい」のような快楽状態でも分泌されます。**

そういういい気分をまた味わいたいと思うからこそ、人間は頑張れるという話でしたよね？

そう。ですが、特に頑張らずにすぐにドーパミン的幸福を得られる方法も実はあるんです。

へぇ、どんな？　労せず幸福が得られるなんていいですね。

わかりやすいのがお酒です。お酒を飲むとドーパミンが出ます。だからいい気分になるんですね。たった数百円出すだけでドーパミン的幸福を味わえるのですから、簡単なものです。

数百円でいい気分になれるなら、しょっちゅう飲みたくなっちゃいそうですね。……あ！　だから飲みすぎて中毒になっちゃうってこと？

 そうです。しかも、お酒には「慣れ」の効果があって、同じ量だとだんだん酔えなくなり、いい気分にもなれなくなります。油断するとどんどん飲酒量が増えてしまうんです。そして、毎日飲まないではいられなくなる。それがアルコール依存症です。

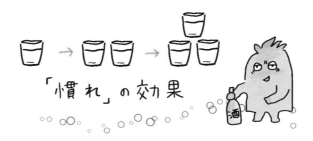

「慣れ」の効果

 ドーパミンの欲求が暴走した状態ですね。怖いな……。私も、今日みたいにヤケ酒しちゃうときがけっこうあるから、気をつけなきゃ。

ドーパミンが暴走すると依存症に

 お酒の他にも、**ギャンブル、薬物、買い物、ゲーム、スマホ、恋愛なども同じ理屈で依存症になりやすいです。**

 ギャンブルや薬物はなんとなくわかるけど、スマホや恋愛も？

何事もいきすぎるのはよくありません。手軽に手に入る快楽を求めすぎると依存症になるのです。

あの、ちなみに、どの程度ハマると依存症といわれるんでしょうか……？

健康や人間関係、社会的立場や地位に影響を及ぼすほどのめり込むと依存症です。社会人なら「仕事」に、学生なら「学業」に支障を来すようなると依存症です。やめたくてもやめられないし、基本的に自覚できません。

自覚できないなら、普段から気をつけるしかないですよね。

そうなんです。ですからドーパミン的幸福にはそのようなマイナス面があることをしっかり理解し、うまく付き合うことが大切です。ドーパミンは自己成長をもたらして可能性を広げてくれる一方で、溺れると身を滅ぼします。

制限しながら楽しもう

よく気をつけたいと思います。でも、何に気をつければいいんだろう？　依存症になりやすいものは禁止？

いえいえ、必ずしも禁止する必要もありません。ドーパミンとうまく付き合うには**「制限する」という対策**があります。

ホッとしました。禁酒はつらいですもん。

 「減る幸福」と「減らない幸福」のお話を覚えていますか？　ドーパミンは「減る幸福」で、時間が経つにつれて喜びが劣化します。要は飽きちゃうんです。

 飽きるから、「もっと強い刺激が欲しい」と、エスカレートしちゃうわけですよね。

 ですが、実は、**ある程度の時間をおくことで新鮮な感覚を取り戻せます**。たとえば、高級チョコレートをもらったとしましょう。おいしくて、すぐに全部食べ切っちゃいませんか？

 はい、お恥ずかしながら、その日のうちに一気に食べ切ってしまうことがほとんどです……。

 やっぱり（笑）。ところで、全部食べ終わる頃、最初に食べたときの感動と同じおいしさはありますか？

 いえ、なんか、少し薄まっている感じがしますね。やっぱり最初のひと口目が一番おいしく感じますよね〜。

 そう、すぐに慣れて、飽きちゃうんです。しかし、それを防ぐ方法があります。**1週間、食べないで我慢する**のです。そうすると1週間後は、新鮮な気持ちでチョコレートを楽しめる。**時々でも、「制限する」ことでドーパミン的幸福を劣化させず、細く長く楽しむことができます**。依存症にもなりません。

それが「制限する」ということなんですね！　でも、我慢できるかなぁ……。自信ないや。

 そこは実験のつもりで頑張ってみましょう。私もおいしいものを食べるのが好きなのですが、**ちょっといいお店で食事をするのは月に2～3回くらい**にしています。このくらいの頻度がちょうどいいんです。ドーパミンの欲求もエスカレートしませんし、毎回、最高においしく味わえますよ。スマホやゲームも、「1日2時間」とか、制限して楽しみたいですね。

中毒を断ち切るにはセロトニンとオキシトシンを強化

 ちなみに、私、ダメだと思いつつも大量にお菓子を食べるのがやめられなくて。これって依存症ですか？

 たまにそういうことがあるくらいなら問題ないですよ。回数や量を制限するのも大事ですが、**ドーパミンの暴走をコントロールできるよう、まずはセロトニン的幸福とオキシトシン的幸福を整えるのが先決**でしょうね。

 そうでした、セロトニンとオキシトシンにはドーパミンの暴走を抑える力があるんでしたね。

 はい。ドーパミンはうまく付き合えれば人生に大きな幸福をもたらしてくれる物質です。うまく手綱を握れるかどうかが、幸せになれるかどうかの分かれ目ですよ。

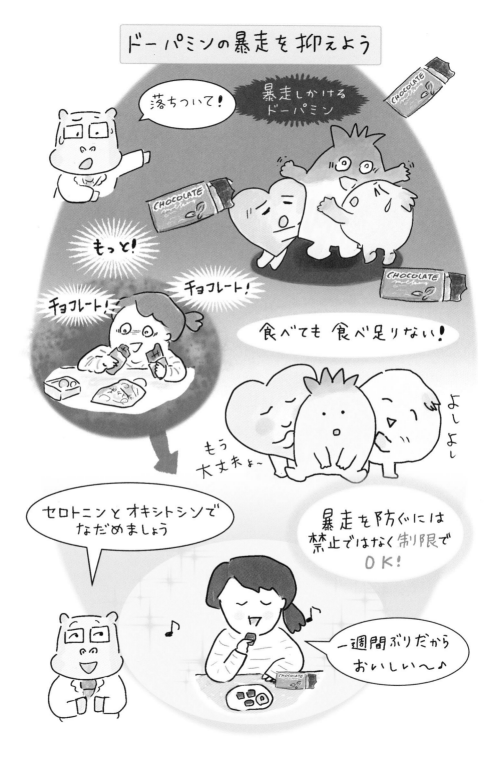

「いいね！」の数を数えてはいけない

 そういえば、SNS とかで「いいね！」の数に振り回されるのも、もしかしてドーパミンのせいですか？　なんか、依存症っぽい感じがしますよね？

 勘がいいですね！　まさにそうなんです。「いいね！」を求める心理自体は人間の精神的な欲求の１つで、**「承認欲求」**といいます。これ自体は健全なものなんです。しかし、**それが暴走した状態は、承認欲求の依存症**と言っていいでしょう。

 「いいね！」欲しさのあまり、危ない場所から写真を撮ったり、盛りすぎた嘘を投稿したり、いろいろ問題になっているってネットニュースで見たことがあります。

 暴走する承認欲求は「悪」ですが、コントロールされた承認欲求は頑張る活力になる。本来、私たちを幸せにするものだと私は考えています。

 承認欲求って、どうすればコントロールできるんですか？

「いいね!」の数ではなく、その向こうにいる人と向き合うことですね。数はパラメーターなので、数字の増減にとらわれるとドーパミンがじゃんじゃん出るんです。

 「得た」「達成した」という感覚ですもんね。「もっと! もっと!」になっちゃう。

 そうです。ですが、「**数**」ではなく「**そこに存在するリアルな人**」**とイメージして向き合えば、その喜びはオキシトシン的幸福に変換されるのです。**数でなく「人」に向き合えばドーパミンは暴走しにくい。

 人と向き合うというのは、たとえば、「いいね!」をしてくれた人と実際に交流するとかってことですか?

 それも1つの方法ですね。私もYouTubeライブをするのですが、チャット欄のコメントがとてもうれしい。フォロワーやファンの人たちと交流するのが楽しいのです。そんな瞬間に、オキシトシンは分泌されます。

 でも、普通の人だとそういう交流は難しいですよ。

 メッセージのやりとりでもいいですし、「**『いいね!』してくれてありがたいな**」**と、数字の向こうの人間に感謝の気持ちを抱く**だけでもオキシトシンは分泌されますよ。

 なるほど! それなら誰にでもできますね。

大事なのは、「数」の増減に注目しすぎないことです。「フォロワーが増えてうれしいな」と思うのは自然な気持ちですが、その向こうに生身の人間がいることを忘れずにいられれば、ドーパミンの暴走を抑えることができます。

 「いいね！」されたら相手の顔を思い浮かべるようにしよっと。

人を褒めるコツ

 承認欲求といえば、「褒められ方」によっても分泌される脳内物質は変わってくるんですよ。

 褒められ方って、そんなに種類がありましたっけ？

 主に2種類です。**結果に対して「すごいね」と褒められるとドーパミン的幸福が得られて、「頑張ったね」と過程、プロセスを褒められるとオキシトシン的幸福が得られるんです。**

 褒められるなら何でもうれしいけど……今までの流れだと……過程を褒められたほうが喜びが長続きする！？

 正解！　ドーパミン的な承認ばかりだと、褒められないと何もしなくなる傾向があります。**オキシトシン的な承認で勇気づけられると、ずっと頑張ろうと感じやすいんです。アドラー心理学でも同じことを言っているんですよ。**人を褒めるときは、意識してみてください。

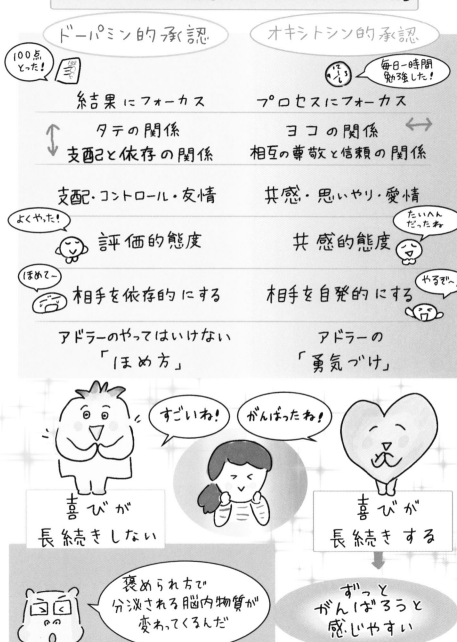

スマホの中に幸せは詰まっていない

 ところで、スマホも依存症になることがあるってお話が気になっているんですけど、もう少し詳しく教えてもらってもいいですか？

 もちろん。どんなことが気になっているんですか？

 私、いつもスマホをいじってて、たまに「時間を無駄にしちゃったな」と感じることがあって。でも、つい見ちゃうんですよね。これって依存症ですか？

 中毒者は自分では気づけないことがほとんどですが、「よくない」と薄々感じているだけでもエラいです。**まずはスマホを自分の近くに置かないことから始めてみてはどうですか？**

 でも、すぐ手の届くところにないと不安なんですよ。

 では、**せめてベッドには持ち込まない**ように！　寝る前にスマホをいじると脳が興奮して寝つきが悪くなりますし、スマホがそばにあるだけで気になってしまいますから。

わかる〜。つい手が伸びて、寝るのが遅くなっちゃう。

 机の上にスマホがあるだけで集中力がものすごく下がるという研究結果もあります。仕事で集中して作業するときは、ロッカーに入れておくなどしたほうがいいです。

 ちょこちょこ見ちゃって……集中力切れちゃうんですよね。

 電車に乗っているときなども、スマホはポケットではなくカバンの奥に入れておくといいですよ。すぐに取り出せないようにするのです。これも「制限する」ということ。かわりに、文庫本などをカバンに入れておき、スマホでなく本を取り出すようにするのがおすすめです。

 本……ね。だけど、読書する習慣、全然ないからなぁ。

 何かを「しないようにする」というのはけっこう難しいんです。我慢になりますから。だから、**何か別なことをする**。「置き換え」であれば、意外と無理なくできるんですよ。

なぜスマホがあんなに気になってしまうのか

 そうなんだ。試してみようかな。それにしても、なんでスマホってあんなに気になっちゃうんでしょうね？

 スマホを見ることは、手軽に得られる快楽なんです。SNS や

スマホで見られる記事、ゲームなども、ユーザーがいかにハマってくれるかを研究してつくられているものですからね。**メッセージに既読がつくだけでもドーパミンが出ますし、スマホを見るだけでドーパミンがドバドバ出ちゃう。**しかし、ドーパミンの興奮に脳はすぐ飽きるので、どんどん使用時間が増えていくというわけです。

 ほんと、まさにですよ……。どうにかしてください。

 それを解決するには「制限する」しかありません。**一番簡単なのは、大容量の充電器やポータブルのバッテリーを持ち歩かないこと**です。電池切れになったらそれ以上は使えない状態にしておくといいでしょう。利用時間を制限するアプリを使うのもいいですね。

 物理的に、強制的に、使えない状態をつくるってことですね。たしかに、そうでもしないとやめられなさそう。

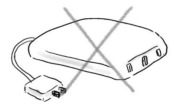

スマホを見ると脳が興奮して休まらない

 脳疲労の原因も、スマホの使いすぎが多いんですよ。疲れたときにだらだらとスマホを見る人は多いですね。**スマホから出るブルーライトは、脳を興奮させるので全くリラックスできず、さらに脳の疲れが加速していきます。**

スマホで気分転換とリラックスをしているつもりが、1日中オンモードを続けているってことですね。

その通り。不安が強い人や、くよくよ悩みやすい人は脳が疲れている証拠ですから、デジタルデトックスに取り組むべきです。スマホはもちろん、テレビも光の刺激が強いですし、不安を煽る番組やニュースなどを見ると、ますます気が滅入ります。

だけど、「あー暇だなー、なんか面白いことないかなー」と思うときってありません？ そういうとき、スマホを見ずに何をすればいいんですか？

スマホ以外の楽しいことです。本を読めばいいんですよ。電子書籍だと脳は興奮するばかりですが、**紙の本だとリラックス効果がある**ことがわかっていますよ。

スマホとうまく付き合おう

樺沢先生って本当に読書推しですよね。それにしても、そういう樺沢先生も、スマホを使わないわけじゃないでしょ？

もちろんです。でも、外出中はポケットではなくカバンの奥ですし、家にいても自分と離れた場所に置いていて、電話が必要なときくらいしか使いませんね。

ネットサーフィンはしないんですか？

調べ物は基本的にパソコンで行いますね。

 そうなんだ。私、パソコン持ってないんですけど、あったほうがいいのかもと思いました。スマホに頼りすぎていると、あんまり幸せになれない気がしてきた。

スマホをアウトプットツールとして使う

 距離を置いてうまく付き合ったほうがいいのは事実ですが、スマホも使い方次第ではあるんですよ。インプット中心だと依存するばかりですが、**アウトプットツールとして使えば、自己成長のためのアイテム**になります。

 どういうことですか？　スマホでアウトプット？

 たとえば SNS も、見るばかりでなく発信すればいいんです。**読んだ本や観た映画の感想などをスマホでアウトプットするのは、自分と向き合ういい時間ですよ。**自己洞察力も伸びてくるはずです。情報を提供するという他者貢献にもなりますしね。

 なるほど！　それはいいアイデアですね。スマホでアウトプット、意識してみます。

幸せになるためのスマホとの付き合い方

スマホを便利に活用

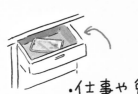

- 仕事や勉強中は机やロッカーの中に.

- 電車ではカバンの奥に.

- 「使わない」ではなく「代わりにやること」を準備する

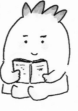

- アウトプット

スマホ中毒

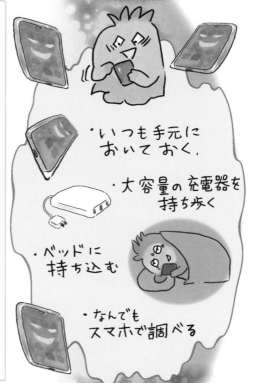

- いつも手元においておく.

- 大容量の充電器を持ち歩く

- ベッドに持ち込む

- なんでもスマホで調べる

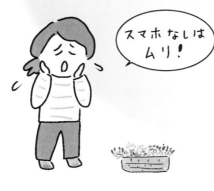

スマホないはムリ!

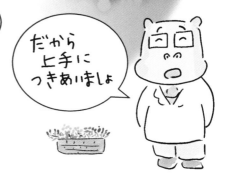

だから上手につきあいましょ

「自己肯定感の高い人」 は存在しない

「自己肯定感が低いせいでうまくいかない」という声をよく耳にします。

　自己肯定感は低いより高いほうがいいのはたしかで、自己肯定感が高い人ほど幸福を感じやすく、低い人は感じにくいのです。

　しかし、実は、自己肯定感というものは簡単に高められます。というのも、自己肯定感は「性格」とは違うからです。

　読んで字のごとく自己肯定「感」というぐらいですから、あくまで主観的で感覚的なものであり、その時々の「状態」にすぎないと私は考えています。

　なぜなら、試験に合格したとか、プロジェクトの結果を褒められたなどの「出来事」で、「心の状態」は簡単に変わるからです。

　つまり、自己肯定感とは絶対的なものではなく、折に触れて高くなったり低くなったりする、流動的なもの。もとから「高い人」「低い人」など存在しないのです。

　「無理」「できない」などのネガティブな言葉を使わず、「自分にはできる」とポジティブな言葉を使うだけでも簡単に自己肯定感は高められます。

　あくまで、行動した結果として感じるものが自己肯定感であり、経験で簡単に上書きできるもの。「自己肯定感の高さ・低さ」にとらわれすぎる必要はないのです！

5 時限目

幸せと
「お金」「時間」の
関係について
考えてみた

絶対幸せになれる お金の稼ぎ方

あの〜、幸せについて、もうちょっと細かいことを聞いてもいいですか。お金のことなんですけど。

もちろんです。お金の話は大切ですよね。

お金ってドーパミン的幸福に分類されますよね。ということは、お金を追い求め続ける限り、満たされなくて、あんまり幸せになれないってことなのかなと……。今までのお話を聞いてそう思ったんです。合ってます？

はい。お金を「数字」としてとらえて、その増減を追いすぎると、ドーパミンがじゃんじゃん出ちゃいます。

ですよね。だけど、お金って人の幸せに直結しているようにも思うんです。だって、お金がないと生きていけないし、欲しいものも買えないし。**正直、私、お金を稼ぐことが人生の目的というか、そのために働いている感覚があって……。でもこれだと幸せになれないんでしょうか？**

いい質問ですね。多くの人がその葛藤<ruby>葛藤<rt>かっとう</rt></ruby>で苦しんでいるはずです。**実は、「お金」を重視すればするほど人生満足度は下がり、「愛」を重視するほど人生満足度が高まる**という研究[1]があります。

 お金より愛が大事なんて、ロマンチック……！

 お金がなさすぎるのも困りますけどね。ただ、収入（年収）と幸福度の相関を調べた研究[2]では、年収 400 万円くらいまでは年収が上がれば上がるほど幸福度は比例して上昇しますが、年収 600 万円くらいになるとカーブは横ばいになり、年収 800 万円を超えると幸福度の上昇は微々たるもの、という結果が出ています。

 年収 800 万円以上は稼いでも幸せを感じにくいってことね。まぁ、私の場合は年収 800 万円すらまだまだ夢みたいな話ではあるけれど。

 しかし、お金を稼ぐことの幸せは、必ず頭打ちの状態がくるのは確実ですよ。

幸福の掛け算

 じゃあ、一体どうしたらいいんですか？　私、お金のために毎日働いているんですよ。あ、お金以外の目的を仕事に見出せばいいとか、そういうこと？

それも１つの方法ではありますね。

 そんな綺麗事を聞きたいんじゃないんですよ、私は。ヒック……。やりがいのある仕事、好きな仕事をしている人ばかりじゃないんですよ、樺沢先生！

 いい感じに酔ってきましたね、ゆかりさん。それでは、いいことを教えてあげましょう。お金によるドーパミン的幸福を長続きさせる裏技があるんです！

 あるんだ！　それを早く言ってくださいよ〜。

 いいですか。**ドーパミンだけを分泌させるから、長続きしないのです。であれば、同時にオキシトシンも分泌するようにすればいいのです。**

 え？　そんなことができるんですか？　同時に？

 お金をもらったら、必ず感謝するのです。たとえば、仕事でプロジェクトが大成功して大きな額のボーナスをもらったとしましょう。そのときに、「仕事が成功してうれしい！」「ボーナスをたくさんもらってうれしい！」だけだと、すぐにその喜びは劣化するんです。

 ふむふむ。ドーパミンは劣化しやすい喜びですもんね。

しかし、同時に、「同僚の○○さんが手伝ってくれたからプロジェクトがうまくいった、ありがたいな」「上司がきちんと見守ってくれて、しかも、しっかり評価してくれてうれしいな」という思いを持てたらどうでしょうか？

達成の喜びだけじゃなく、感謝の気持ちも混ざりますね。

そう。ミックスされて、**ドーパミン的幸福がオキシトシン的幸福に転化**されるんです。そうなると、この幸福は長続きしますし、何度でも新鮮な感覚を味わえます。これを「**幸福の掛け算**」と呼びます。

すごい……！　必殺技じゃないですか！　「幸福の掛け算」って、ネーミングからして幸せの高まりがすごそう。

「ドーパミン的幸福は得がたいうえに長続きしないから、オキシトシン的幸福とセロトニン的幸福で我慢しなさい」という話ではないんですよ。ドーパミン的幸福も長続きさせて、「**3つの幸福**」全てを手に入れる。そんな欲張りなことが、できるのです！

「いつまでも続く幸せ」を手に入れる

だけど、「感謝」を混ぜるだけで、本当にお金の喜びがずっと続くんですか？　理屈はわかったけど、ちょっと不思議な感じもするなぁ。

本当ですよ。お金そのものにしか興味がない人は、お金のありがたみを感じられません。結果、「もっと！　もっと！」と、人との関係性よりお金を稼ぐことを優先したり、よからぬ使い道を考えたり、怪しい儲け話に騙されたりします。これでは絶対に幸せになれないことはわかりますね？

もちろんです。金の亡者状態ですもんね。

ですが、お金に対して感謝の気持ちを持てれば、お金が手に入ったときも相手に対して感謝できますよね。会社の社長に例えるとわかりやすいですが、**自分だけ儲かればいいという「金の亡者の社長」**と、**「従業員や取引先に感謝できる社長」の、どちらが幸せになれるでしょうか？**

それは断然、感謝できる社長ですね。常にオキシトシン的幸福とドーパミン的幸福の掛け算で幸せな気持ちでいられるし、周りも、そういう人柄のいい社長と取引や仕事をしたいだろうし。

その通りです。だから、いつまでも続く幸せを手に入れたければ、お金そのものより「人」と向き合うべきなのです。お金を稼いだときのうれしい気持ちを、**「得た喜び」ではなく「人の役に立った喜び」**だと考えるようにすると、**毎回、長く続く幸せを感じられる**というわけです。

※1　Diener&Oishi:2020
※2　アンガス・ディートン教授の研究より

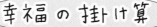

お金で不幸にならないために

幸福の掛け算

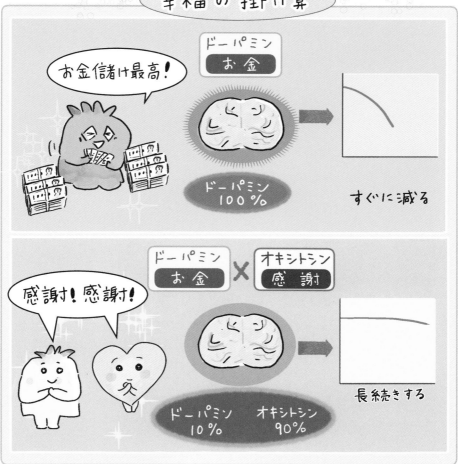

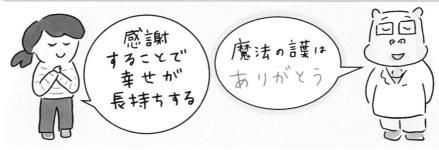

「お金よ、ありがとう！」

ということは……もしかして、**お金を使うときも感謝の気持ちを持つのが大事**なんでしょうか？

お、鋭いですね。どうしてそう思ったんですか？

だって、何かを手に入れるのもドーパミン的幸福ですよね。物を買うのにはお金がいりますよね。そこに感謝の気持ちがなければドーパミンしか分泌されないので、「もっと！　もっと！」の沼に溺れそうだなって。

その通りです。買い物中毒という立派な依存症もありますからね。

やっぱり。じゃあ、お金をもらったときと同じように、使うときにも「ありがとう」という気持ちを持てばいいんですか？

そうなんです。たとえば私は、チェーンの牛丼屋さんや駅の構内にある立ち食いそばのお店によく行くのですが、「**こんなに安い金額でこんなにおいしいものが食べられてありがたいな**」

と毎回思うようにしています。そうすると「幸福の掛け算」になりますから喜びが長続きします。そして、次に行ったときにもまたおいしく味わえるんです。

 感謝の気持ちを持つとドーパミン的欲求の暴走を抑えられるってことですよね。やっぱり、お金を使うときも同じと。

 あとは、**お金を使って何かを手に入れたり経験したりすること自体を「楽しむ」のが大事です**。お金は稼ぐことよりも「**使い方**」が大事なんですよ。使い方によって、ドーパミン的幸福にもセロトニン的幸福にもオキシトシン的幸福にもなりえます。

その衝動買いはあなたを幸せにするのか

 使い方……といっても、欲しい物に対してお金を払う、それだけじゃないですか？

 自分が幸せを感じられるようなお金の使い方をするのが大事なんです。たとえば、ストレスが溜（た）まっているときに財布の紐（ひも）がゆるむことはありませんか？

 あります、あります。仕事ですごく疲れて夜遅くに帰ったとき、ベッドに転がってスマホでネットを見ながら買い物をすること、よくあります。そのときはなんかスッキリするというか、楽しいんですよね。

それは結果的に満足のいく買い物になっていますか？

 いや、それが、注文したものが届いてみると「いまいちだな」ってこと、よくあるんですよぉ。でも、つい、また買っちゃう。これってまさか、手軽に手に入るドーパミン的な快楽を求めてしまっている状態？

 ……ですね。あまり幸せなお金の使い方ではありません。じゃあ、もう1つ別の質問をします。ずっと使っている「**お気に入りの一品**」は、何かありますか？

「お気に入りの一品」を持てば幸せがずっと続く

 うーん。あ、友達の結婚式のときに履いて行く用に買ったパンプス！　**ちょっと高かったんだけど、ずっと使おうと思って本革のものを奮発して買ったんです。すごくおしゃれで気に入っていて、履く度に幸せな気分になる**んですよね。履いた後にお手入れするのも楽しいくらい。

 いいですね。それですよ、それ！　そういうお金の使い方があなたを幸せにしてくれるのです。「衝動買い」「みんなが持っているから」「流行っているから」「なんとなく」などの理由じゃなく、**自分が本当に欲しい、必要だと感じる物を買う**のが大切です。

 なるほど。そういう物を買うときは自然とお金にも感謝の気持

128

ちがわきそう。「**こんなに素敵な物を手に入れられてうれしい
な、ありがたいな**」って。

そうですね。「**使っているだけで幸せ**」**と思える物を買うことは、
ずっと続く幸せを手に入れることなんですよ**。ちなみに、私の
お気に入りのアイテムは「MD ノート」（ミドリカンパニー）
です。5 ミリ方眼で使いやすく、紙も手触りがよくスベスベし
ている。使っているだけで、毎日幸せな気持ちになりますよ。

なんか、わかります。満たされる感覚ですよね。

そういう観点で仕事用の道具を選ぶと、仕事がはかどるので結
果的にドーパミン的幸福にもつながります。

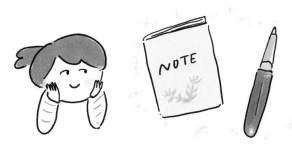

お金を「幸福」に転化する

そう考えると、なんとなく買ったけどしまい込んで全然使って
ない物って、本当に無駄というか、幸せになれない買い物です
よね……。そういうの、いっぱいあるなぁ。

お金にはいろいろな役割がありますが、物や経験と交換するという意味では「ある程度の幸福はお金で買える」んです。誰かと一緒においしいものを食べに行けばオキシトシン的幸福とドーパミン的幸福が得られます。スポーツジムの会費や健康食品に使えばセロトニン的幸福につながります。

自分のお金の使い方が、どの幸福につながっているかを意識すると、確実に幸せになれそう。単に手に入れる喜びだけだと、ドーパミン的幸福にしかならないけど、使い方次第でセロトニン的幸福にもオキシトシン的幸福にもなるんだもん。

お金を3つの幸福に転化することで、幸福のバランスを自分で調整することができるのです。ちなみに、**一番おすすめのお金の使い方は「自己投資」**です。読書や勉強など、自分の中に蓄積されていくものは、生涯にわたる財産になります。

だけど、たまには「欲しい！」という欲求だけで買い物をするのも、別に悪いことではないですよね？　私、服とか靴とか買うの、好きなんですよ。

もちろんです。ただし、ちゃんと使うことが前提ですよ。そうそう、服や靴や鞄などを買うときに「他人からの印象をよくする」という視点を持てると、ドーパミン的幸福だけでなくオキシトシン的幸福につなげられる買い物になりますよ。

お金を「3つの幸福」に転化

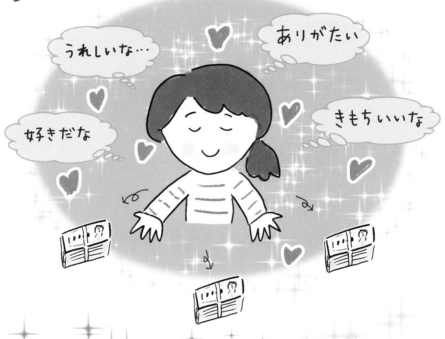

うれしいな…

ありがたい

好きだな

きもちいいな

セロトニン的幸福

- スポーツジムの会員
- 健康食品・温泉

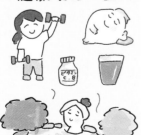

オキシトシン的幸福

- 友達とのお茶・お食事
- 家族旅行

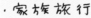

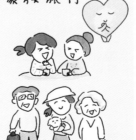

ドーパミン的幸福

- 趣味のもの
- ショッピング
- 豪華な食事
- 語学など自己投資

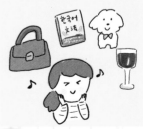

貯金はするな！

 お金を稼いだときと使うときのコツはわかってきました。そういえば、貯金の話が全然出てこなかったけど……。当然、貯金はする前提ですよね？

 いえ。貯金は一番無駄なお金の使い方です。

 えー‼ そうなんですか⁉ どうして⁉

 極度に貯金が好きな人は、ドーパミンの欲求が暴走している状態です。預金残高は数字なのでパラメーターと一緒なんです。数字が増える度にドーパミンが出ますよ。

 だけど、貯金しないと不安じゃないですか？ といっても、そんなに貯金できているわけでもないけど……。

 もちろん、最低限の蓄えはあったほうがいいでしょう。「月収の３ヶ月分」くらいの蓄えがなければ、「病気になったら生活できない」という不安も出てしまいます。

それ以上はしなくていいんですか？　それくらい貯めておけば安心できるのかな？

さっきから「**不安**」「**安心**」という言葉が出ていますよね。うすうすお気づきとは思いますけど……**お金で得られるのは「安心」であって「幸福」でないんですよ。**

たしかに。だけど、安心できることが幸せという人もいるかも？

いくら貯まれば安心できるのでしょうか？　ドーパミンの欲求が暴走している状態だと、いくらお金が増えても「もっと！もっと！」と感じてしまうでしょう。

そっか。最初は「100万円貯まれば安心」と思っていても、いざ100万円を達成すると「**もっとあったほうが安心かも**」って感じるんじゃないかってことね。

貯金をするのは未来の自分を信じられないから

お金で得られる安心というのは、病気になって働けない場合の保障とか、養うべき家族がいることへのリスクヘッジ、老後の生活費など、お金で解決できるもののことです。そのような現実的な不安のためにある程度のお金を蓄えておくことは、たしかに必要かもしれません。

ですよね。**将来に備えるのは大事**ですよね。

ただし、**必要以上に貯金したがる人は、おそらく「未来の自分」を信じていないのです。**

 ん？　どういう意味ですか？　未来はわからないから、信じようがないんじゃ……？

 では、「60歳になったタイミングで自動的に2000万円がもらえる」ことが確定していたとしたら、ゆかりさんは将来のために貯金しておこうと思いますか？

 それは思わないかも。だって、何もしなくても60歳で2000万円をもらえるんでしょ？

 ですよね。そういう保証があれば貯金しないわけです。ということは、今のゆかりさんは「未来の自分が大丈夫」と思えないからこそ貯金をするわけです。つまり、未来の自分を信じていないのです。

 言われてみればそうなのかも……。未来の自分が大丈夫だっていう自信はたしかにないかもなぁ。

幸せになるためにお金を使おう

 未来の自分を信じられない人は、「今の自分」も信じていません。**失敗が怖くて、なかなか自己投資やチャレンジができない、**ということにもなりがちです。そういう悪循環にはまってしまっ

たら、残念ながら幸せにはなりにくいと私は思います。

 うぅ、グサっときました。挑戦しないと自己成長できないしドーパミンも出にくいし、幸せになりにくそうですね。

 実体のない不安のために貯金をするくらいなら、自己投資です。 収入を増やしたいのなら……将来の所持金を増やしたいのなら、自分の価値を高めるしかないのです。そのための自己投資です。自分の成長のためにお金を使う行為は、幸せになるために必要なことです。

 よくわかりました……。自分のためになるものにお金を使おうと思います。

 物を買うのは素晴らしいことですよ。**お金は使って初めて価値を発揮できる**のです。お金は「やりたいこと」を実現するためのチケットのようなものです。チケットは持っているだけでは意味がありません。

投資は老後の不安を和らげるのに役に立つ

 すごく納得しました。ちなみに、「投資」はいいお金の使い方ですか？　貯金するのとも、物を買うのともちょっと違いますよね。

 投資ですか。いいと思いますよ。 会社員がお金持ちになるには

起業か副業しかありませんが、両方、リスクがありますからね。**投資でお金を増やしたり、お小遣い程度の収入を得たりするのはいい考え方です**。老後に定期的な収入のあてがあれば安心できるでしょう。

ですよね。やっぱり始めたほうがいいのか……。投資っていろいろ種類があって、よくわからないんですよね。

性格によって投資の種類との相性がありますからね。不動産投資を得意にしている人もいれば、株式を買うのが好きな人もいます。人それぞれですね。

やっぱり株かな？　よくわかんないけど。

実は私も以前、株式投資やFX（外国為替証拠金取引）をやってみたことがあるのですが、値動きが気になって本業に集中できませんでした……。

なんと……。樺沢先生がそうなら、私にも無理そうだなぁ。

ですので、そういう投資がものすごく好きで得意な人以外は、**ある程度ほったらかしておけるようなタイプの投資**にするといいですよ。NISA（少額投資非課税制度）などは節税のメリットもありますから、本業に影響がない範囲で、無理のない程度に取り組むといいでしょう。投資は博打ではありませんから、しっかりと勉強したうえでスタートしてくださいね。

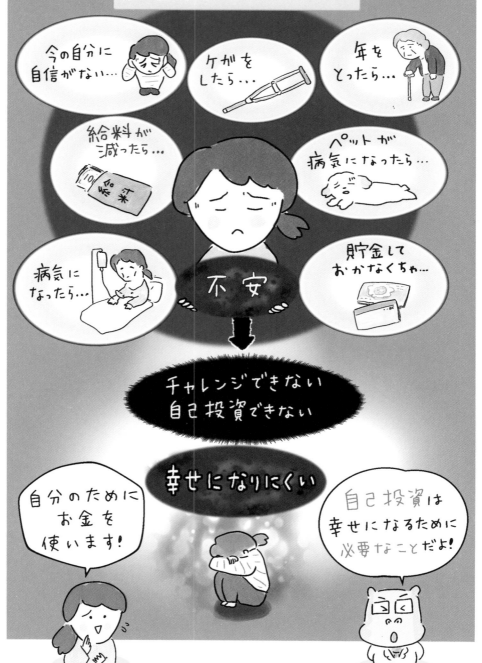

「コスパがいい」は ホントに正義か？

 そうそう、ちなみに樺沢先生は、コスパって意識しています？

 「コストパフォーマンス」、費用対効果のことですね。低い費用で高い効果を得ることをよしとする考え方、悪くはないです。ただし、私は「そのお金の使い方」が「自分の幸せにつながるか」を重視しているので、**コスパを意識しすぎることはないで**すね。

 なるほど。幸せにつながるかどうか、かぁ。

 日常的なお金の使い方としてコスパを意識するのは無駄遣いにならなくていいと思いますよ。ただ、**それだけだと非日常や特別なことは体験しづらいですし、本当に欲しい物を手に入れにくい**でしょうね。

 そっか。**高いものでも費用に価値が見合えば、本来はコスパがいい**んですよね。「安いほどいい」みたいな感じだと、幸せにつながりにくいかも。

少し語弊があるかもしれませんが……**贅沢を経験するのって、意外と大切なこと**でもあるんです。

そうなんですか？　コスパがよくなくても？

たとえば、本当はブランドもののバッグが欲しいのに、お金がもったいないからってノーブランドのもので我慢すると、いつまでも満足できないことがあります。

わかる！　妥協して買った物だとすぐに飽きて、また別のものが欲しくなって買っちゃうんですよね。

それなら最初から本当に欲しいバッグを買い、長く使えばいいわけです。手に入らないからこその「幻想」に惑わされていると、物欲は暴走しやすいんです。**手に入れてしまえば意外と「こんなものか」と満足し、物欲が落ち着くことがある**んですよ。

「いいもの」は人生を豊かにする

先生にもそういう経験があるんですか？

そういえば、少し前、ワインの最高峰「ロマネ・コンティ」をみんなで飲む会というのに参加したんですよ。

へえ。ロマネ・コンティって高いんですか？

そのときは1本240万円でした。8人で飲みました。

 8人で割っても1人30万円!?　無理です!!

 私はお酒が大好きだからお金を出そうと思えるだけで、ゆかりさんに強制はしませんよ。もののたとえです。

 で、ですよね。で、やっぱり、おいしかったんですか？

 たしかにおいしかったですが、「最高峰でこの水準か」とも感じました。**最高峰の味を体験できたおかげで、ワインショップで売っている1本1〜2万円くらいのワインのコスパが一番いい**ことがよくわかりましたよ。

 幻想から解放されると現実的になれるんですね。

 最高峰とまではいかなくても、**「いいもの」を手に入れたり体験したりするのは、人生の経験という観点では非常にコスパがいいんです**。私はウイスキーが大好きなので、1本3万円ほどのウイスキーをボトルで買って飲んでいます。「高い！」と思うでしょうが、「仕事を頑張った！」というときにご褒美<ruby>褒美<rt>ほうび</rt></ruby>として1杯だけ飲む。そうすると、1年以上は楽しめるので、意外とコスパはいいのです。

 なるほどね〜。本当に好きなものにお金をかけると日常の中の幸せの総量が増えそうですね。

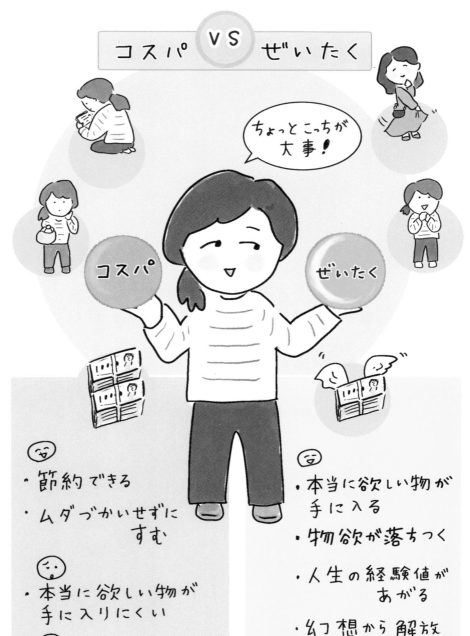

「タイパ」の矛盾

 「パフォーマンス」ついでに聞きたいんですが、最近よく聞く「タイパ」のことはどう思います？

 ああ、タイムパフォーマンスですか。時間対効果のことですね。

 そう。費やした時間とそれで得られる満足度や効果のことです。

 タイパ、心からアホらしいですよ。

 樺沢先生、もっと歯に衣着せてください。さすがの先生も酔っ払ってきました？

 ゆかりさんに言われたくないですね！（笑）　タイパね、これこそ時間の無駄ですよ。

 え？　時間を無駄にしたくないからこそのタイパなのでは？

 タイパのために映画を倍速視聴する人が増えているといいますが、それだと楽しめません。2倍の速度で10本観るなら、倍

速せずに、いい映画を5本観ればいいんです。

 でも、周りの話題についていくためにも、チェックしなきゃいけないものがいっぱいあるんですよぉ……。

 問題はそこ！　**人に話を合わせるためにチェックするなんて「義務」と一緒で、全く楽しくないでしょう。**自分の貴重な時間を使って楽しくないことをするなんて、無駄以外の何物でもありません。

 たしかに義務っぽい感覚はあるかも……。「あれも観とかなきゃ、これも観とかなきゃ」って。

 そもそも、そのくらいのことで周りとの関係が深まるとは思えませんね。たった5分や10分程度の話題でしょう？

 ですね。周りに振り回されているだけな気がしてきました……。**タイパを追い求めて無限ループ**みたいな。

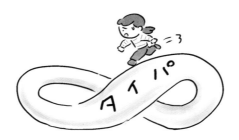

 完全に**他人軸**ですよ。限られた大事な時間をたいして仲良くもない人のために使うなんて、タイパが本末転倒してますよ。

耳が痛すぎて心も痛くなってきました。じゃあ一体、正しい時間の使い方ってどんなものなのでしょう……？

 時間を無駄にしないことです。

 ですよね。じゃあやっぱり樺沢先生だって、タイパを意識してるとも言えるのでは？

 とにかく数多くこなす、というのとは全然違いますけどね。たとえば、目的のないスマホ使用やネットサーフィンはしません。

時間を無駄にしないための取捨選択

 本当、時間なんていくらあっても足りませんもんね。

 映画の話でいうと、「**倍速で 10 本**」ではなく、「**本当に観たい 5 本**」**をどう選択するか**が非常に大事になってくるわけです。

 好みがあるから、流行っているものを観ればいいというわけでもないのか。

 そう。自分はどんな作品が好みなのか。どんなものを観たいのか。それを考えて不要なものを切り捨てることにエネルギーを使うべきです。自分が幸せになるために、時間という貴重なリソースを使いましょう。

タイパ病は「他人軸」の不幸な生き方

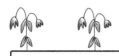

他人軸で時間をムダにする

- みんなが読んでるマンガ
- みんなが観ているドラマ
- 誘われた飲み会
- SNSのチェック

タイパ〜 タイパ〜…

自分軸で時間を大切に使う

- 好きな音楽
- 好きな食べ物
- 読みたい本
- 観たい映画

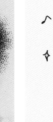
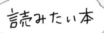

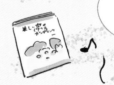
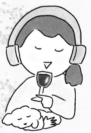

流行に遅れないためだけにタイパに取り憑かれていませんか？

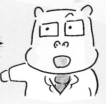

効率化と生産性の ホントのところ

タイパの話で思い出したんですけど、最近、「生産性」「効率」ってすごく言われるじゃないですか。そのせいか、仕事だけじゃなくてプライベートでも**「無駄なことをしたくない」って思っちゃって、落ち着かないんです**。なんか、ずっと疲れてる。

そういう人は多いです。きちんと休めていないからですね。仕事の休憩時間にスマホを見ていませんか？

見てます。休みの日もスマホばっかいじってます……。

繰り返しになりますが、スマホを見ると脳が疲れるので全く心身が休まらないんです。**生産性を上げたいなら、仕事の休憩時間にスマホを見るなんてもってのほかですよ。**

スマホを見るとそんなに生産性が下がります？

疲れると効率や生産性が下がるのはわかりますね？　それを防ぐには、きちんと心身を休ませることが必要なんです。効率化と生産性を高めることを目指しているわりには、ほとんどの人

が真逆の行為をしています。

 真逆の行為って、スマホ以外にも？

 たとえば、**睡眠時間を削ったり、お昼休みにコンビニで買ったおにぎりを食べながらデスクで仕事をしたり。**

 全部やっちゃってる……。だから疲れているのか。でも、そうしないとやるべきことが終わらないんですよ。忙しいんです。

 考え方が逆ですよ。やるべきことを終わらせるために休むんです。しっかり寝ると脳が元気になりますから、翌日はバリバリ働けます。お昼休みや休憩時間は仕事から離れてリフレッシュすることで、午後からすっきりした頭で仕事の続きに取り組めます。確実に生産性が上がりますよ。

セロトニン的幸福を失うと「生産性低下」に気づけない

 休むだけで、本当にそんなに変わるものですか？

 変わりますよ。私は年に３冊以上本を書き、毎日ユーチューブ動画を更新し、毎日メルマガを発行していますが、毎日８時間は寝ていますし、映画は年間１００本を劇場で観ます。しっかり休んだほうが、絶対に効率も生産性も上がります！

 そうなんだ。あんまりピンときてないかも。

それはゆかりさんが**自分のパフォーマンスが上がっている状態を忘れてしまっている**からかもしれませんね。お疲れモードが続きすぎて、生産性が下がっていることに気づけなくなっているのでしょう。

 それって、ヤバくないですか！？　どうしたら？

 意外な方法が有効です。**ぼーっとする時間をとるんです。**隙間時間はスマホを見ずにぼーっとする。オフの時間には散歩したり運動したりサウナに行ったりしてリフレッシュする。ゆっくり入浴する。そして早く寝る。

 それだけ？　あ、でも、セロトニン的幸福をかなえる方法と似てますね。

 似ているのではなく、一緒です。健康的な習慣を取り戻して、心身を元気に保とうということです。

 なるほどね。でも、それで本当にやるべきことは全部終わるんですかね？

 脳が疲れていると、本当にやるべきこととそうでないことの取捨選択がうまくできません。**すっきりした頭で、切り捨てるべきものを自分軸で考えてください。**たとえば家事もですが、毎日やらなくたって問題ないことはたくさんありますよ。無駄なことまでやろうとするから、忙しくなるのです。

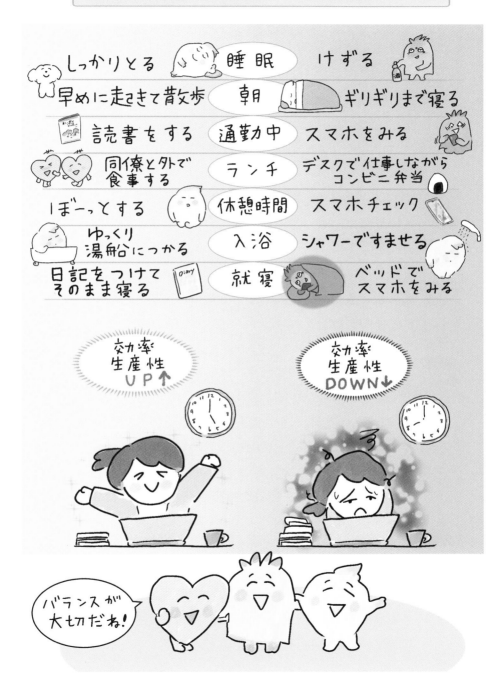

究極の幸福状態とは

 いやあ、本当にいろいろと人生観変わってきました。あ、あっという間に、もうこんな時間。

 そろそろいい時間ですね。深酒はよくありません。最後に、**幸せに生きるための時間の使い方について最大のヒント**をお伝えしてから解散しましょうか。

 えぇ、究極のやつですね！　はい、ぜひ教えてください！

 「**フロー**」って知っていますか？　心理学者のチクセントミハイが提唱した概念で、時間の感覚がなくなるほど没入した状態を指します。「**ゾーン**」という言い方をすることもありますね。「**フロー体験**」こそ、**究極の幸福状態**だと言われているんです。

 つまり、**夢中**ってことですか？

 そうです。そのような「没入した時間」を持つことが人間にとって幸福であると言われていますが、私も同感です。夢中になれる時間があると毎日は非常に充実します。

「夢中」は最強！

 樺沢先生の場合はどんなときに夢中になるんですか？

 本を執筆しているときは間違いなくフロー状態にありますね。気がつくと5〜10時間経っていることがざらにあるので。

 夢中すぎる！　仕事なのに、つらくないんですか？

 つらくありませんよ。実は、**フロー状態の脳の中では脳内麻薬と幸福物質がしこたま出ているんです。** とても気持ちがよく、かつ、集中力も生産性も高い状態なんです。

 それ最高ですね。気持ちよくて、しかもバリバリはかどるなんて。でも、それって仕事中毒とは違うんですか？　何時間も仕事し続けている人ってけっこういますよね。

 フローはパフォーマンスが上がっている状態ですが、中毒や依存状態は生産性が低い状態です。全く違います。

 それって自分で見分けられるんですか？

 フローは確実に自覚できますよ。あっという間に時間がすぎて驚くほどの結果を出せますから。**自己成長がともなうかどうかがフローと中毒の差です。**

なるほど。それで言うと、私はフローじゃなくて仕事中毒の状態かも。やらないと不安で、夜遅くまで会社にいるわりにはあんまりはかどった感じがしないんですよね……。

 仕事はしないよりするほうがマシですが、健康を害するところまでいくと中毒でしょうね。朝散歩を勧めても「そんな時間はない。そんな時間があれば仕事をする」と反論する人は仕事中毒が疑われます。

 そうなんですか!?　そう思う人、多そう。私もだし。

 朝散歩は5分でも10分でもいいのです。たいした時間はかからないんですよ。**幸せ、健康のためにその5分がとれないとしたら、仕事中毒に片足を突っ込んでいます**。周りに似たような人ばかりだと気づけないので、外のコミュニティに顔を出して、人生を楽しんでいる人と交流すると目が覚めることもありますよ。

 まさに今日の私のようなことですね。普段は周りにいない、樺沢先生のような人と出会えて本当によかったです。それにしても、私も、フロー状態で仕事ができるようになりたいなぁ。

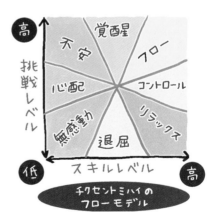

チクセントミハイの
フローモデル

 フロー状態は遊びでも体験できるんですよ。**夢中で遊べば脳**

は劇的にリフレッシュし、活性化します。その後の仕事もはかどります。私はたくさん遊んでいますよ。

遊びが人生を豊かにする

 脳のためには心身を休ませるだけじゃなく、遊びも大事なんですか？

 超大事です。仕事をするだけが人生ではありません。遊びはエネルギーの充電であり、気分転換でもあります。しかも、好奇心や創造性が養われ、仕事にもプラスになります。

 でも、スマホでゲームするのはよくないんですよね？

 デジタルは脳を疲弊させるのでおすすめできません。それに、受け身で快楽に偏（かたよ）った遊び、たとえばテレビ、ゲーム、目的のないスマホいじりなどは、遊びのプラス面の恩恵（おんけい）を全くもたらさないので、私はやりません。

 じゃあ、どんな遊びがいいんですか？

 読書、楽器演奏、スポーツ、頭を使うボードゲームみたいなものがおすすめです。**集中力が必要**で、**主体的にできるもの**がいいんです。

 なるほどね。そういえば、映画は？

映画は受動的ではありますが集中力がいりますよね。それに、**観た後に感想を人と共有したり、ブログやSNSに投稿したりしてアウトプットとつなげれば、非常に能動的かつ自己成長をともなう「娯楽」になります**。ちなみに、遊びとご褒美をくっつけるとますます仕事を頑張れますよ。

「仕事が終わったら飲みに行こう」「次の休みには海外旅行しよう」みたいなことでいいのかな？

そう。「夜9時の映画を観に行くので、この仕事を終わらせるぞ！」と決めるとスーパーパワーが生まれます。**締め切りを設けることで集中力が高まる**わけです。仕事後のご褒美の1杯のウイスキーも至福ですね。

しっかり遊んでしっかり働くのって理想的ですよね。

何事も緩急をつけなければね。**人生は楽しんでなんぼ**です。

「夢中」は最高の幸福

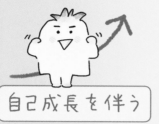

夢中 = フロー

自己成長を伴う

依存

自己成長を伴わない

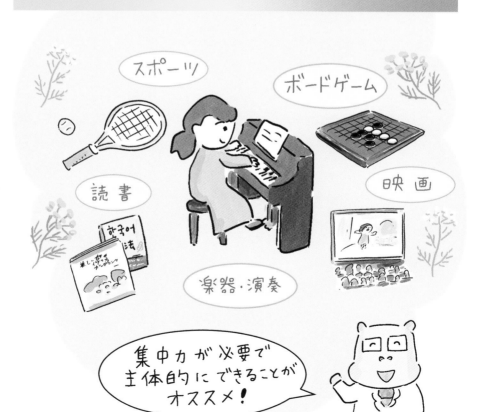

スポーツ

ボードゲーム

読書

映画

楽器・演奏

集中力が必要で
主体的にできることが
オススメ！

エピローグ

幸せになれるかどうかは自分次第

私、お疲れモードすぎて、幸せも生産性も大きく低下した毎日を過ごしていたことがよくわかりました。時間の使い方って、幸せに大きく影響するんですね。

そこに気づけたなら、変わることもできます。「幸せの三段重」を意識して生活すれば、必ず幸せになれますよ。

自己成長しながら人生を楽しむのが幸せ。樺沢先生ご自身がその証明ですもんね。

はい。今の私は毎日とても楽しく、幸せです。**ただ、私も幸せを見失っていた時期があるんです**。精神科医として勤務医をしていた頃、1日14時間労働の激務の果てに突発性難聴を発症しましてね。お疲れモードどころではありません。

たいへん！

ストレスで飲酒量も多かった。これはまずいと治療薬を飲み、禁酒をして睡眠をきちんととりました。何より、仕事中心の生活を改めて、自己投資もするようになりました。結果として難聴が治っただけでなく、当時の読書などの自己投資が、今の執筆活動につながっているというわけです。

先生にもそんな時期があったんですね！　驚きました。

 はい、だからこそ……。**常に自分の生活を見直してみてほしいし、いつからでも生き方を変えることはできるはずです！**　あ、マスター、お会計をお願いします。

 マスター、私も。樺沢先生、今日は本当にありがとうございました。

 こちらこそ。またこのお店で会えるのを楽しみにしていますよ。

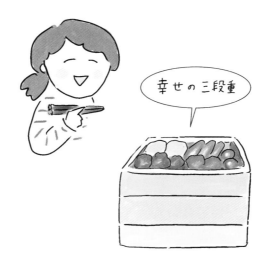

著者あとがき

「幸せになる方法」を理解いただけましたか？

　幸せになるためには、セロトニン、オキシトシン、ドーパミンのバランスを整えればいい。セロトニン的幸福、オキシトシン的幸福に関しては、「BEの幸福」、そこにある幸福なので、それに気づいて、感謝するだけでいいのです。

　世の中のほとんどの人が「幸せになりたい」と願いながら、睡眠を削って仕事をしてしまう。家族やパートナーと過ごす時間よりも仕事を優先してしまう。隙間時間を楽しもうと、すぐにスマホを開くことで、脳が疲れてしまっている。

　あなたが「良かれ」と思っているやっていることの多くが、あなたを幸せから遠ざけていたのです。考え方を切り替えましょう。いくつかの行動を手放すだけで、あなたは必死に努力する必要もなく、今の何倍もの幸せを感じられるようになるでしょう。

「幸せ」「幸福」について書かれた本は山ほどあります。しかし、哲学的、抽象的で難しい。あるいは、「結局、何をすればいいの？」と「TODO（すべきこと）」がハッキリしない本が多いのです。

　本書は、2021年に発売された『精神科医が見つけた3つの幸福』を元に、イラストをふんだんに使い、対話形式でわかりやすくまとめました。普段読書をしない人や、中学生、高校生が読んでも十分に理解できる本になっていると思います。出版史上、「幸せ」について最

もわかりやすく最も実践しやすい本、と言っても過言ではないでしょう。

『3つの幸福』では、ポジティブ日記、感謝日記、親切日記の具体的な書き方を、実例付きで紹介しています。それらの実例を見れば、誰でも幸せになる日記の書き方がわかります。科学的な根拠についても、エビデンスを挙げながら詳しく解説しています。本書を読んだだけではっきりしない点がありましたら、『3つの幸福』もあわせてお読みいただければ、理解が何倍にも深まるでしょう。

　健康、つながりを実感し、感謝する。他者からの親切を実感し、親切と感謝をお返しする。あたなが幸せになることは当然として、あなたを中心に「幸せ」の輪が広がり、あなたの家族、パートナー、友人たちにも、「幸せ」が広がっていくのです。

「健康」と「つながり」があってこそ、仕事の成功、お金や物の幸福を真に味わうことができる。「健康」と「つながり」というものを、もう一度見直していただきたいのです。本書の内容を実行する人が増えれば、「幸せな人」が増えるだけではなく、病気になる人、特にメンタル疾患になる人は大きく減るはずです。「情報発信によるメンタル疾患の予防」をビジョンに掲げる精神科医の私にとっては、それ以上の喜び、幸せはありません。

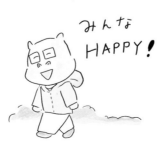

みんな
HAPPY！

２０２３年１０月某日
精神科医　樺沢紫苑

参考文献

『幸せがずっと続く12の行動習慣』（ソニア・リュボミアスキー著、日本実業出版社）

『幸福の意外な正体 なぜ私たちは「幸せ」を求めるのか』（ダニエル・ネトル著、きずな出版）

『「幸せ」について知っておきたい5つのこと ＮＨＫ「幸福学」白熱教室』（エリザベス・ダン、ロバート・ビスワス＝ディーナー著、中経出版）

『ごきげんな人は10年長生きできる ポジティブ心理学入門』（坪田一男著、文藝春秋）

『幸福優位7つの法則 仕事も人生も充実させるハーバード式最新成功理論』（ショーン・エイカー著、徳間書店）

『成功が約束される選択の法則 必ず結果が出る今を選ぶ5つの仕組み』（ショーン・エイカー著、徳間書店）

『脳からストレスを消す技術』（有田秀穂著、サンマーク出版）

『朝の5分間 脳内セロトニン・トレーニング』（有田秀穂著、かんき出版）

『「親切」は驚くほど体にいい！』（デイビッド・ハミルトン著、飛鳥新社）

『親切は脳に効く』（デイビッド・ハミルトン著、サンマーク出版）

『オキシトシンがつくる絆社会 安らぎと結びつきのホルモン』（シャスティン・ウヴネース・モベリ著、晶文社）

『GIVE & TAKE「与える人」こそ成功する時代』（アダム・グラント著、三笠書房）

『もっと！ 愛と創造、支配と進歩をもたらすドーパミンの最新脳科学』（ダニエル・Z・リバーマン、マイケル・E・ロング著、インターシフト）

『ドーパミン中毒』（アンナ・レンブケ著、新潮社）

『脳を活かす勉強法 奇跡の「強化学習」』（茂木健一郎著、PHP研究所）

『フロー体験 喜びの現象学』（M・チクセントミハイ著、世界思想社）

『スマホ脳』（アンデシュ・ハンセン著、新潮社）

『嫌われる勇気 自己啓発の源流「アドラー」の教え』（岸見一郎、古賀史健著、ダイヤモンド社）

『ブレインメンタル強化大全』（樺沢紫苑著、サンクチュアリ出版）

『学びを結果に変えるアウトプット大全』（樺沢紫苑著、サンクチュアリ出版）

『脳を最適化すれば能力は2倍になる』（樺沢紫苑著、文響社）

『学び効率が最大化するインプット大全』（樺沢紫苑著、サンクチュアリ出版）

『精神科医が教える ストレスフリー超大全』（樺沢紫苑著、ダイヤモンド社）

『言語化の魔力』（樺沢紫苑著、幻冬舎）

『毎日を楽しめる人の考え方』（樺沢紫苑著、きずな出版）

『読書脳』（樺沢紫苑著、サンマーク出版）

精神科医が教える
幸せの授業

2023年　11月30日　第1刷発行

著　者　　樺沢紫苑

発行者　　矢島和郎
発行所　　株式会社 飛鳥新社
　　　　　〒101-0003
　　　　　東京都千代田区一ツ橋 2-4-3　光文恒産ビル
　　　　　電話（営業）03-3263-7770　（編集）03-3263-7773
　　　　　https://www.asukashinsha.co.jp

編集協力　　村上杏菜
イラスト　　ハルペイ
装　丁　　井上新八

印刷・製本　　中央精版印刷株式会社

ISBN978-4-86410-981-9

大反響8万部突破

初めての「幸福の実用書」として
話題のベストセラー!

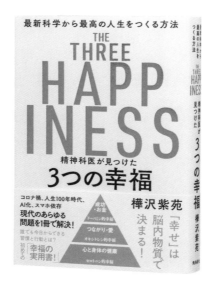

本書以上にくわしく!
朝起きてから夜寝るまで――
幸せになるための「脳科学的TO DO」を徹底的に網羅!

◎なぜ必死に「成功」を目指して頑張る人ほど不幸になるのか

◎悪口は自己肯定感を下げ、幸せを遠ざける最悪の呪文!

◎感謝する人がお金持ちになる科学的理由

◎「物欲」「承認欲求」をコントロールする頭のいい方法とは?

◎1日の終わりに5分でできる「必ずすべき習慣」って?

精神科医が見つけた3つの幸福　樺沢紫苑著　定価1650円（税込）
ISBN978-4-86410-823-2